DR. MED. FELIX KREIER
DR. MED. MAARTEN BIEZEVELD

DER
HAMSTER
IM KOPF

Aus dem Niederländischen übersetzt
von Bärbel Jänicke

Das
erfolgreiche
mentale
Abnehmprogramm
aus den
Niederlanden

Inhalt

VORWORT

Liebe Leserin, lieber Leser,

mit diesem Buch und unserer Hamster-im-Kopf-Methode möchten wir Ihnen helfen, auf gesunde Weise dauerhaft abzunehmen. Wir möchten Ihnen einen Weg aufzeigen, wie kleine, aber effektive Veränderungen der täglichen Routinen im Bereich von Ernährung, Bewegung, Schlaf und Stress zum Wunschgewicht führen.

Das erste Saatkorn unseres Projekts keimte im Jahr 2001, als Felix seine Promotion am niederländischen Institut für Hirnforschung begann. Sein Forschungsthema lautete: »Die Steuerung des Fettgewebes durch unser Gehirn«.

Im Laufe der Jahre faszinierte Felix immer mehr die Frage, warum Abnehmen zu Beginn häufig so einfach ist, nach ein paar Wochen aber unglaublich schwierig wird. Im Zuge weiterer Forschung dazu gelangte er zu seinem Modell der drei Hirnregionen. Diese können miteinander in Konflikt geraten, wenn jemand den Wunsch hat, Gewicht zu verlieren und dazu aktiv Schritte unternimmt.

Felix verwendete das Modell von den drei Hirnregionen, um in seiner Sprechstunde übergewichtigen Kindern zu erklären, was in ihrem Kopf und ihrem Körper vor sich geht, wenn sie Nahrung verarbeiten oder wenn sie abnehmen. In dieser Sprechstunde hat sich auch der »Hamster« zum Symbol für das Hirnareal des Hypothalamus entwickelt.

War das Ganze anfangs vor allem ein theoretisches Modell gewesen, so reifte mit der Zeit der Gedanke, es in die praktische Anwendung zu überführen.

Richtig Fahrt nahm diese Idee aber erst auf, als Felix bewusst wurde, dass er in den letzten Jahren schwerer geworden war, als er eigentlich wollte. Er beschloss, auf Grundlage seiner eigenen Erkenntnisse abzunehmen. Um seine Erfolgschancen zu erhöhen, besprach er sein Ziel mit den Menschen in seinem Umfeld. Dies führte zu einer Vereinbarung zwischen uns beiden, beim Erreichen eines bestimmten Gewichts gemeinsam im schönsten Restaurant von Amsterdam essen zu gehen. Und dieses Essen fand statt!

Im November 2017 beschlossen wir dann, alles aufzuschreiben, was wir über erfolgreiches Abnehmen mithilfe der drei Hirnregionen herausgefunden hatten. Es entstand dieses Buch und später auch ein digitales Begleitprogramm dazu.

Das Buch ist bewusst in einem positiven und persönlichen Stil verfasst. Auch schwierige Zusammenhänge werden hier klar und verständlich erklärt – ein Bonus, der sich nicht zuletzt in den guten Verkaufszahlen niederschlägt. In den Niederlanden sind mittlerweile mehr als 10 000 Exemplare des Buches verkauft worden und viele Menschen haben die Hilfe des digitalen Begleitprogramms in Anspruch genommen. Gerade die Erkenntnis, dass Abnehmen ein langwieriger Prozess ist, der gleichwohl durch kleine Anpassungen des Verhaltens erfolgreich sein kann, macht die Methode für viele Menschen so gut nachvollziehbar.

Wir wünschen Ihnen viel Freude auf Ihrem Weg zum Wunschgewicht!

Dr. med. Felix Kreier und Dr. med. Maarten Biezeveld

PS: Wir haben in unserem Buch vorwiegend das generische Maskulinum verwendet. Dies ist einzig und allein der besseren Lesbarkeit geschuldet und keinesfalls als mangelnde Wertschätzung der Leserinnen zu verstehen.

EINLEITUNG
Das sollten Sie lesen, bevor Sie (jemals wieder) eine Diät beginnen

Dieses Buch beschreibt, wie unser Gehirn unser Gewicht beeinflusst. Das Gehirn steuert und überwacht den Energiehaushalt in unserem Körper. Wenn wir das Zusammenspiel der verschiedenen Bereiche unseres Gehirns beeinflussen, kann es uns gelingen, ein angemessenes Gewicht zu erreichen und zu halten. Der »Hamster« in unserem Kopf steht für einen kleinen, aber wichtigen, uralten Teil unseres Gehirns: den Hypothalamus. Er ist nicht nur beim Menschen, sondern bei allen Säugetieren – und der Anlage nach auch bei Würmern – zu finden. Der Hypothalamus reguliert alles, was erforderlich ist, um uns und unsere Spezies am Leben zu erhalten: Er regelt die Körpertemperatur, die Fortpflanzung, die Steuerung der Herzfrequenz und die Atmung.

Eine weitere wichtige Funktion des Hypothalamus ist die Überwachung der Nahrungsaufnahme, sowohl innerhalb des Körpers – zum Beispiel wenn sie sich in Form von Fettgewebe niederschlägt – als auch außerhalb des Körpers, beim Jagen und Sammeln. Der Hypothalamus nimmt diese Aufgabe todernst. Das kann zu Stress in dieser Hirnregion führen, wenn dem Körper plötzlich weniger Nahrung zugeführt wird, sei es freiwillig wie bei einer Diät oder unfreiwillig wie während einer großen Hungersnot.

Der »Hamster« in unserem Kopf ist einer der wichtigsten Gründe dafür, warum Crash-Diäten oder starkes Abnehmen in kurzer Zeit zum Scheitern verurteilt sind, sprich warum wir die so verlorenen Kilos bald wieder drauf haben. Weshalb ist das so? Weil er trotz all seiner guten und notwendigen Eigenschaften an diesem Punkt gegen Sie arbeiten wird. Das liegt nun einmal in seiner Natur.

Der »Entscheider« und der »Lobbyist«

Der Hamster ist jedoch nicht das einzige Areal im Gehirn, das sich mit Ihrem Gewicht befasst. Es gibt noch zwei weitere. Als Sie sich vorgenommen haben abzunehmen und sich vielleicht auch aus diesem Grund dazu entschlossen haben, dieses Buch zu lesen, haben Sie sicherlich nachgedacht und eine Entscheidung getroffen. Das haben Sie mit Ihrem präfrontalen Kortex getan: dem »Entscheider« in Ihrem Gehirn.

Die Komplexität dieses Kortex mit seiner Fähigkeit, zu denken und zu planen, ist das, was uns von den Tieren unterscheidet. Der Kortex – und damit Sie selbst – wird wiederum vom limbischen System beeinflusst: dem »Lobbyisten« in unserer Geschichte. Dieser Lobbyist kann Sie beim Prozess des Abnehmens unterstützen und Ihnen ein gutes Gefühl vermitteln, wenn Sie ein paar Pfunde verloren oder der Versuchung, eine Portion Pommes frites zu essen, widerstanden haben. Sie sollten vom limbischen System jedoch nicht zu viel erwarten. Zur Unterstützung des Hypothalamus kann es Ihnen nämlich ebenso ein gutes Gefühl verleihen, wenn Sie die Pommes frites *gegessen* haben. Ein gutes Gefühl ist also nicht immer mit einer guten Entscheidung gleichzusetzen.

Um das Zusammenspiel der Hirnareale geht es im ersten Teil dieses Buches.

Netzwerk und Zusammenspiel

Dieses Netzwerk des Gehirns und des restlichen Nervensystems ist nicht nur auf Ihren Körper begrenzt. In unserem Buch werden wir zeigen, dass es auch mit unserer Umgebung ein wichtiges Zusammenspiel gibt. Mit den Menschen um uns herum, mit Einflüssen aus unserem täglichen Leben und natürlich mit den sozialen Medien. Dieses Zusammenspiel birgt Fallstricke und Verlockungen, die zu unerwünschtem Verhalten führen, es bietet aber auch enorme Möglichkeiten, um uns dabei zu unterstützen, unser Ziel – dauerhaft und auf gesunde Weise unser Gewicht zu reduzieren – zu erreichen. Darum geht es im Kern des Buches.

Methode

Aus unseren unterschiedlichen Fachgebieten führen wir unser Wissen über die Funktionsweise des Gehirns und die Frage, auf welche Weise sich wirklich dauerhaft Gewicht reduzieren lässt, hier zusammen. Wir zeigen mithilfe der relevantesten und neuesten Erkenntnisse aus internationalen Fachzeitschriften, welche grundlegenden Zusammenhänge zwischen dem Abnehmen, dem Halten des Gewichts und unserem Gehirn bestehen. Dabei haben wir uns ganz bewusst dafür entschieden, schematisch und leicht verständlich auf die verschiedenen Hirnareale einzugehen. Um der besseren Lesbarkeit willen haben wir ihre Bezeichnungen an einigen Stellen leicht abgeändert, aber die wichtigsten Funktionen und Verhaltensweisen unseres Gehirns, die wir hier erwähnen, sind wissenschaftlich untermauert.

Dieses Buch hält sich bewusst fern von Hypes und Trends. Erwarten Sie keine Begeisterungsstürme über Superfood oder die neuesten Idealdiäten. Der Bauplan des Gehirns und des Körpers ist seit Tausenden von Jahren derselbe. Das Wissen darüber zu nutzen, heißt nicht mehr, als den gesunden Menschenverstand zu gebrauchen. Und genau dafür ist unser Gehirn gemacht.

Wir werden begründen, was der gesunde Menschenverstand längst weiß: dass, wer abnehmen will, von einem Zustand, in dem er mehr zu sich nimmt, als er verbrennt, zu einem Zustand übergehen muss, in dem er mehr verbrennt, als er zu sich nimmt. Es ist sehr ratsam, hierbei in kleinen Schritten vorzugehen, damit Sie den Hamster in Ihrem Gehirn nicht in Stress versetzen und so den berüchtigten Jo-Jo-Effekt vermeiden. Wir stellen nicht in Abrede, dass es unglaublich schwer ist, Gewicht zu verlieren und dann das geringere Gewicht auch noch zu halten. Wenn es leicht wäre, wäre das Bedürfnis nach Lösungen ja nicht so groß. Das soll jedoch nicht heißen, dass wir uns einfach mit unserem Gewicht abfinden müssen. Uns geht es um Folgendes: Wenn Sie den Versuch abzunehmen angehen, dann tun Sie es auf eine Weise, mit der Sie eine reelle Chance haben. Diese Chance bieten wir Ihnen mit dieser »Hamster im Kopf«-Methode.

Teil I:
Das Zusammenspiel
der Hirnareale

1.1

HIRNAREALE UND FALLSTRICKE

DER WELTMEISTER IM ABNEHMEN
Was lief da schief?

Im Staffelfinale der amerikanischen Fernsehshow *The Biggest Loser* stand ein Mann in T-Shirt und Shorts auf der Bühne. Schlank, athletisch und attraktiv wie ein Model. »I've got my life back«, sagte er freudestrahlend.

Dieser Mann war Danny Cahill, ein 46-jähriger Landvermesser, der einen Rekord im Abnehmen aufgestellt hatte. Innerhalb von sieben Monaten hatte er von 195 Kilo auf 86 Kilo abgenommen, insgesamt also 109 Kilo. Oder 3,5 Kilo pro Woche.

Später erschien ein interessanter Artikel über ihn in der *New York Times* mit dem Titel: *That Lost Weight? The Body Finds it.*

Was war passiert? Danny Cahill hatte einen großen Teil der verlorenen Pfunde wieder zugenommen. Und nicht nur er. Bei den meisten Teilnehmern der Show, die von einer wissenschaftlichen Studie begleitet wurden, erwies sich, dass der Gewichtsverlust nicht nachhaltig gewesen war. Bei einigen lag das Gewicht nun sogar über dem Gewicht, das sie am Anfang der Show auf die Waage gebracht hatten. Wie konnte es dazu kommen, dass fast alle Teilnehmer wieder bei ihrem alten Gewicht angelangt waren? Mit fehlender Motivation hatte es jedenfalls nichts zu tun. Viele der Teilnehmer hatten diese Sendung als letzte Chance betrachtet, um abzunehmen. Doch wenn selbst dieser Weltmeister es nicht geschafft hat, sein Gewicht zu halten, wie sollen wir »Normalsterblichen« es dann jemals schaffen können?

Schauen wir uns das Ganze mal genauer an: Danny war es gelungen, so viel Gewicht zu verlieren, indem er sich täglich sieben Stunden bewegt hatte. So hatte sich ein Kaloriendefizit ergeben, das heißt, er verbrannte 3500 Kilokalorien mehr, als er zu sich nahm. Um das zu schaffen, hatte er seinen Job gekündigt und fast den ganzen Tag Sport getrieben. Und das alles bei einer Diät aus Eiern, Grapefruit, Toastbrot, Hühnerbrust, Brokkoli und Spargel.

In den Jahren nach dem Finale konnte er dieses ganze Programm nicht mehr durchhalten. Er trieb weniger Sport – er nahm nämlich seinen alten Job wieder auf – und er merkte, dass er ab und an gedankenlos große Mengen falscher Nahrung aß. Langsam, aber sicher nahm er wieder zu.

Ist starkes Abnehmen also zum Scheitern verurteilt? Oder ist das letztendliche Scheitern dieses Landvermessers auf die Art und Weise zurückzuführen, wie er abgenommen hat? Cahills Geschichte zeigt, an welcher Stelle es oft schiefläuft, auch bei Menschen, die nicht an einer Fernsehsendung teilnehmen. Und sie zeigt, warum es für die Teilnehmer nahezu unmöglich war, ihr Wunschgewicht zu erreichen und vor allem zu halten.

Mit anderen Worten: Die Teilnehmer hatten trotz ihrer bewundernswerten Bemühungen von Anfang an keine echte Chance. Denn dieses Muster ist hinlänglich bekannt: Eine Diät machen, abnehmen, und wieder etwas mehr zunehmen. Immer wieder eine Diät machen, abnehmen und wieder etwas mehr zunehmen.

Um sich nicht jedes Mal in den gleichen Fallstricken zu verfangen, ist es nützlich zu wissen, was sich bei Danny und den anderen Teilnehmern abspielte. Ein mächtiger Fallstrick nach einer Crash-Diät ist der Umstand, dass das Zusammenspiel zwischen den unterschiedlichen Hirnregionen, die am Halten und Verlieren von Gewicht beteiligt sind, gestört ist. Eine dieser Regionen ist der Hypothalamus, der Hamster in unserem Kopf.

Hirnregionen oder Netzwerke?

Seit der Mensch zu denken vermag, ist das Gehirn für ihn eine Quelle der Inspiration und ein Gegenstand der Forschung. Nur zu sagen, dass das Gehirn ungemein komplex ist, wäre eine ziemliche Untertreibung. Nicht minder wäre es eine Untertreibung zu behaupten, dass wir noch nicht alles über dieses faszinierende Organ wissen. Einige Hirnforscher gehen sogar davon aus, dass wir das Gehirn niemals ganz verstehen werden. Gerade aus diesem Grund und getrieben von dem Wunsch, mehr von ihm zu verstehen, wird heutzutage so viel geforscht. Was natürlich immer wieder zu neuen Entdeckungen und Erkenntnissen führt.

Zu diesen Erkenntnissen gehört das derzeitige Paradigma, dass sich die Funktionen und Aktivitäten des Gehirns nicht eindeutig bestimmten, abgegrenzten Arealen zuordnen lassen. Zwar übernimmt manchmal ein bestimmtes Hirnareal die Führung oder ist bei einer Handlung sogar dominant, doch findet sich immer ein Netzwerk im Nervensystem, in dem mehrere Hirnregionen und der Rest des Nervensystems zusammenarbeiten. Und das in wechselnder Zusammensetzung. Vor allem das limbische System ist eher ein verbindendes Netzwerk als ein separates Hirnareal. Zudem sind Teile des Hypothalamus und des Kortex im limbischen System eingegliedert und es kommt zu einer funktionalen Überschneidung. Der Verständlichkeit halber werden wir hier die Hirnregionen dennoch in schematischer und abstrahierter

Form darstellen. Wir werden also davon reden, dass der präfrontale Kortex das eine tut und der Hypothalamus etwas anderes. Dabei geht es uns nicht darum, die Hirnforschung in vergangene Zeiten zurückzuversetzen, wir wollen lediglich möglichst zweckmäßig vorgehen und einen Einblick in dieses Netzwerk ermöglichen.

Der amerikanische Hirnforscher Robert Sapolsky verwendet in seinem Buch *Gewalt und Mitgefühl: Die Biologie des menschlichen Verhaltens* ein anschauliches Modell von drei Gehirnschichten. Schicht 1 ist die älteste Region im Gehirn, die nicht nur beim Menschen, sondern beispielsweise auch bei allen Wirbeltieren, sogar den Reptilien vorkommt. Sie ist an vielen grundlegenden Steuerungsfunktionen, aber auch an Stressreaktionen beteiligt. Die nicht ganz so alte Schicht 2 bildet eine Schaltzentrale für Emotionen und Gefühle. Wenn diese unangenehm sind, wird Schicht 2 Schicht 1 dazu anregen, entsprechend zu reagieren. Schicht 3 wird als die jüngste Schicht angesehen, sie ist unter anderem für das Denken, Planen und Philosophieren zuständig. Wenn man beispielsweise ein Buch, das man gerade liest, spannend findet, erklärt Sapolsky, gibt das Schicht 3 an Schicht 2 weiter, jene Schicht, in der Angstgefühle entstehen. Schicht 2 wiederum übermittelt diese an Schicht 1, wo es dann zu einer Schreckreaktion kommt. Sapolsky ist sich sehr wohl der Nachteile bewusst, die damit verbunden sind, etwas, das eigentlich ein zusammenhängendes Netzwerk bildet, vereinfacht als abgegrenzte Bereiche darzustellen. Aber er gibt zu bedenken, dass sich dieses Vorgehen gut dafür eignet, über etwas so Komplexes wie das Gehirn strukturiert nachzudenken.

1.2

DER HYPOTHALAMUS

DER HAMSTER IM KOPF
Ein winziger Multitasker

Lernen Sie den Hypothalamus kennen, den Hamster in Ihrem Kopf. Eine winzige Hirnregion von der Größe eines Zuckerwürfels. Sein Umfang mag klein sein – er umfasst weniger als ein Prozent des gesamten Hirnvolumens –, aber er verfügt über eine enorme Kraft.

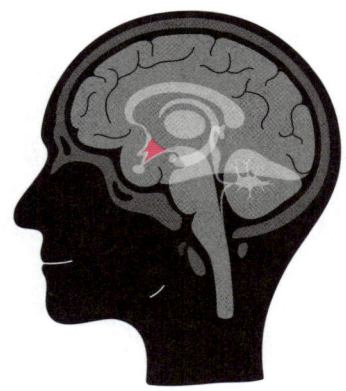

Der Hypothalamus ist im Hinblick auf seinen Ursprung ein »altes« Hirnareal, das nicht nur bei allen Säugetieren, sondern in einer Urform beispielsweise auch bei Würmern vorkommt. Beim Menschen spielt er nicht nur für das Überleben des Einzelnen eine wichtige Rolle, sondern auch für das Überleben der Menschheit als Ganzes. Aufgrund seiner Funktion bei der Steuerung der Hormone und des autonomen – das heißt unabhängigen – Nervensystems regelt er insbesondere Dinge wie die Körpertemperatur, die Atmung, den Herzschlag, das Hunger- und Durstgefühl, den Tag-Nacht-Rhythmus sowie unsere Fortpflanzung. Diese Prozesse sind automatisiert und laufen oft unbewusst ab. Sie vollziehen sich einfach von ganz allein.

Bei einem Baby, bei dem der Hypothalamus im Verhältnis zum Rest des Gehirns größer ist als bei Erwachsenen (weil andere Hirnbereiche relativ gesehen noch stärker wachsen als der Hypothalamus), können wir die Bedeutung dieser Prozesse gut nachvollziehen. Solange einem Baby warm genug ist und es regelmäßig gefüttert und geknuddelt wird, ist es eigentlich schon zufrieden. Die höheren Hirnfunktionen mit dem präfrontalen Kortex als maßgeblichem Hirnareal, in dem beispielsweise das Denken und Planen geleistet werden, spielen bei ihm noch keine entscheidende Rolle. Wir sehen, dass der präfrontale Kortex erst im Erwachsenenalter voll entwickelt ist, während der Hypothalamus schon im Mutterleib funktionieren muss.

Der Hypothalamus liegt tief im Inneren des Gehirns verborgen; er setzt sich aus einer Reihe von Kernen zusammen, die in engem Kontakt miteinander, mit dem Rest des Gehirns und mit dem Körper stehen. Diese Struktur kann man sich am besten als eine Gruppe von separaten Computern vorstellen, von denen jeder seine eigene Aufgabe hat. Sie stehen zwar mit anderen in Verbindung, arbeiten aber relativ selbstständig. Diese Computer sind allesamt so abgesichert, dass die anderen ihre Aufgaben noch einigermaßen erfüllen können, wenn einer der Rechner aus welchen Gründen auch immer ausfallen sollte. Der gesamte Bereich ist gut geschützt, wie eine Art Tresor, und eigentlich nicht zu beeinflussen oder abzulenken. Diese Region übt also Tag und Nacht unbeirrbar ihre wichtigen Funktionen aus.

Die Kommunikation all dieser Bereiche mit dem Rest des Körpers läuft über drei Wege:

1) Über den direkten Kontakt entlang der Nerven, die wiederum ein Teil des kleinteiligen Netzwerks sind, das zu den entferntesten Stellen unseres Körpers hin- und zurückführt.

2) Über das Versenden und Empfangen von Hormonen, die als Boten den Hypothalamus genau über den Zustand des Körpers informieren und von ferne Prozesse in Gang setzen.

3) Durch das Messen von Nährstoffen, etwa von Zucker und Fett im Blut.

Darüber hinaus erhält der Hypothalamus noch über spezielle Sensoren Informationen über die Umwelt. So verfügt er beispielsweise über einen Sensor für die Temperatur und einen Sensor für das Licht in der Umgebung. Diese Sensoren stehen in Verbindung mit der biologischen Uhr des Hypothalamus, auf die wir in Teil II noch genauer eingehen.

Das richtige Gleichgewicht

Neben diesen Aufgaben ist der Hypothalamus auch damit beschäftigt, den Körper vor größeren Schwankungen zu bewahren. Diesen Prozess nennen wir *Homöostase*. Das Wort stammt aus dem Griechischen, es leitet sich von den Wörter *homoios* für gleich und *stasis* für Zustand ab. Der Körper als Organismus verträgt es nämlich nicht, sich schnell zu verändern. Viele Prozesse und Organe sind daher darauf ausgerichtet, Schwankungen möglichst gering zu halten. Die Nieren tun dies, indem sie den Wasser- und Salzhaushalt genau im Gleichgewicht halten, und die Bauchspeicheldrüse, indem sie Insulin produziert, um den Blutzuckerspiegel zu regulieren.

Der Hypothalamus mag keine großen Veränderungen und wird diese, wie eine Art Regisseur, schnell wahrnehmen und zu minimieren versuchen. So ist er beispielsweise darauf ausgerichtet, die Körpertemperatur konstant zu halten. Wenn alles ist, wie es sein sollte, wird die Temperatur immer innerhalb eines abgegrenzten Spektrums liegen.

Auch beim Abnehmen kommt die Schwankungsunwilligkeit des Hypothalamus zum Tragen. Er überwacht unser Körpergewicht und achtet vor allem darauf, dass wir nicht zu schnell viel Gewicht verlieren. Es ist dabei wichtig, zwischen zwei Arten von Gleichgewicht zu unterscheiden. Der Hypothalamus ist perfekt dafür ausgestattet, kurz- und langfristige Energieengpässe zu verhindern. Er versucht zu verhüten, dass wir zu wenig Zucker im Blut haben, indem er uns Hunger empfinden lässt. Außerdem wird er dafür sorgen, dass wir immer genügend Fettreserven haben, damit wir vor langfristigen Engpässen geschützt sind.

Doch es gibt ein Problem mit der Regulierung von Überfluss. Kurzfristig verhindert der Hypothalamus übermäßiges Essen, indem er uns ein Sättigungsgefühl vermittelt. So wird der Magen nicht überdehnt, und es kommt auch nicht zu niedrigem Blutdruck, weil das gesamte Blut für die Verdauung großer Mengen von Nahrung benötigt wird. Doch es gibt es keinen Schutz vor einer langfristig übermäßigen Nahrungsaufnahme. Der Hypothalamus weiß nichts von Supermärkten und will ständig zusätzliche Energie speichern. Das Fehlen einer langfristigen Regulierung führt dazu, dass anstelle eines Gleichgewichts Übergewicht entsteht. Diese Reaktionsweise des Hypothalamus passt zu seiner Funktion in Urzeiten, als sich die Menschen ständig dem Risiko des Nahrungsmangels ausgesetzt sahen. Vor diesem Hintergrund betrachtet war es lebenswichtig, immer nach einer positiven Energiebilanz zu streben, nach einer Situation also, in der beständig mehr Nahrung aufgenommen als verbraucht wird. Diese zusätzliche Nahrung konnte dann wieder als Fettspeicher für magerere Zeiten eingelagert werden. Und obwohl sich diese Situation geändert hat und heute bei uns kein Nahrungsmangel mehr herrscht, hat sich der Hypothalamus nicht daran angepasst.

Mithilfe von Hormonen und einer komplexen und ausgeklügelten Vernetzung mit dem autonomen Nervensystem erkennt der Hypothalamus einen Energiemangel und versucht ihn zu beheben. Zunächst registriert er den Mangel und veranlasst im Körper dann Anpassungen, um einerseits weniger Energie zu verbrauchen und andererseits mehr Energie aufzunehmen. Den Verbrauch reduziert er, indem er unter anderem den Ruhestoffwechsel, auch Grundumsatz genannt, absenkt. Der Ruhestoffwechsel ist die Energie, die Ihr Körper für alle laufenden Prozesse benötigt: den Herzschlag, die Atmung, aber auch die Bewegung des Darms und die Nahrungsaufnahme. Diese Prozesse verbrauchen viel Energie, ohne dass man dafür selbst aktiv werden müsste. Selbst wenn man den ganzen Tag lang still auf dem Bett läge, würde man bereits das meiste, was man mit der täglichen Nahrung zu sich nimmt, verbrauchen – also weit mehr, als das bei einem durchschnittlich intensiven Sporttraining der Fall wäre.

In Zeiten von Nahrungsknappheit (ob diese nun real ist oder ob der Zustand vom Hypothalamus nur als solche wahrgenommen wird) fährt der Hypothalamus das Niveau des Ruhestoffwechsels deutlich herunter. Er senkt dann beispielweise die Herzfrequenz und den Blutdruck ab. Dann ist einem eher kalt und man sucht nach Wärme. Außerdem stimuliert der Hypothalamus unsere Gefühle und unser Verhalten dahingehend, dass wir mehr Nahrung aufnehmen. Nicht zuletzt natürlich durch das Hungergefühl, das in so einem Moment erheblich gesteigert wird: Der leere Magen produziert mehr Magensaft, wodurch er unangenehm zwickt und drückt. Durch die Absenkung der Herzfrequenz und des Blutdrucks kommt es zu einem allgemeinen Schwächegefühl, das ebenfalls als unangenehm empfunden wird und als weiterer Anreiz wirkt, etwas essen zu wollen. All diese Reize wirken sich letztlich auf den präfrontalen Kortex und das limbische System aus, wodurch diese Gefühle zu dem gesamten Zusammenspiel führen, das auf Nahrungsaufnahme ausgerichtet ist. Der präfrontale Kortex und das limbische System werden in den Kapiteln 1.3 und 1.4 besprochen.

Homöostase durch den Hypothalamus	Energiemangel	Energieüberschuss
Kurzfristig	Stress (zittern, schwitzen), Hunger (kalorienreiches Essen)	Sättigung (Verhindern einer Überlastung des Magens und eines niedrigen Blutdrucks)
Langfristig	Hunger	Kein Schutz > Übergewicht

Aufrechterhaltung, Homöostase, Schwankungen, Hungergefühle und Beeinflussung – warum sind diese Begriffe so wichtig für Ihren Prozess des Abnehmens? Nicht weil es so unverzichtbar wäre, wissenschaftliche Erkenntnisse über Form und Funktion des Gehirns zu haben. Auch ohne diese Kenntnisse funktioniert unser Körper zum Glück ausgezeichnet. Ihr Herzschlag und Ihre Atmung gehen ihren gewohnten Gang und Ihre Körpertemperatur wird ganz von allein reguliert. Dafür müssen wir selbst weder aktiv etwas tun noch irgendetwas davon verstehen. (»Zum Glück«, kann man sagen. Denn stellen Sie sich einmal vor, Ihr Überleben wäre davon abhängig, wie viel Sie über Ihre Körperfunktionen wissen ...)

Warum es trotzdem so wichtig ist, etwas von diesen Begriffen zu wissen, hat etwas mit dem Erkennen und Verstehen der Konflikte zu tun, die in unserem Gehirn in dem Moment entstehen, in dem wir uns entscheiden abzunehmen. Denn obwohl der Hypothalamus entscheidende Aufgaben für unsere Lebenserhaltung erfüllt, kann er uns mit den allerbesten Absichten auch Steine in den Weg legen, wenn wir vorhaben abzunehmen. Während seine Funktion einerseits unserem eigenen Interesse dient – nämlich zu überleben –, kann sie andererseits für unser Ziel, dauerhaft unser Gewicht zu reduzieren, ziemlich hinderlich sein. Wir haben es also mit zwei Seiten der Medaille zu tun.

Der kranke und der gesunde Hypothalamus

Es gibt Situationen, in denen der Hypothalamus nicht richtig funktioniert. Dies kann beispielsweise bei Erkrankungen der Fall sein, bei Krebs etwa oder bei einer Hirnblutung. Der Hirnforscher Dick Swaab führt in seinem Buch *Wir sind unser Gehirn* dazu einige Beispiele an. Er berichtet darin von einem jungen Mann, dessen Hypothalamus nach der operativen Entfernung eines Tumors in dieser Hirnregion schwer geschädigt war. Die Folge waren nicht nur Schlafstörungen – da die Funktion des Hypothalamus, die biologische Uhr zu justieren, gestört war –, sondern auch eine gefährliche Deregulation der Körpertemperatur. In einem anderen Beispiel zeigt er, wie ein schlecht funktionierender Hypothalamus zu übermäßigem Essen führen kann, weil das Sättigungsgefühl ausbleibt. Swaab weist auch darauf hin, dass der Hypothalamus an der Entstehung von Essstörungen, wie Anorexia nervosa, beteiligt sein kann. Als Beleg für die Beteiligung des Hypothalamus an dieser Krankheit nennt er unter anderem das Ausbleiben der Menstruation bei Betroffenen und die Störung des Tag-Nacht-Rhythmus, die beide vom Hypothalamus reguliert werden. Dies sind deutliche Beispiele dafür, dass eine Fehlfunktion des Hypothalamus zu Gewichtsproblemen führen kann.

In den genannten Beispielen geht es um einen Hypothalamus, dessen Funktion aus diversen Gründen gestört ist. Es lässt sich jedoch mit Gewissheit sagen, dass die derzeitige Epidemie von Übergewicht und Adipositas nicht von einem massenhaften Ausbruch von Erkrankungen des Hypothalamus herrührt. Von einem nicht gut funktionierenden Hypothalamus kann daher bei den meisten Menschen auch keine Rede sein. Bei Personen mit durchschnittlichem Übergewicht – davon gibt es inzwischen bekanntlich eine ganze Menge – geht es daher nicht um ein dysfunktionales System oder eine kranke Hirnregion. Essen ist ja an sich keine Krankheit, sondern lebenswichtig. Daher sind beispielsweise auch Vergleiche mit dem Rauchen nicht ganz zutreffend. Die Beschwerden und Krankheiten sind vielmehr als Auswirkungen von Übergewicht und Adipositas zu betrachten. Während für viele Krankheiten, die eine einzige Ursache haben, eine spezifische Behandlung gesucht wird (denn so sind Ärzte nun einmal ausgebildet), ist dies bei Übergewicht und Adipositas nicht möglich. Hier geht um ein System, das sehr gut funktioniert und genau das tut, worin seine Aufgabe besteht. Auch wenn das vielleicht im Widerspruch zu dem steht, was man selbst will.

Der Hypothalamus in unserer modernen Umwelt

Der Autor Yuval Noah Harari schildert in seinem Buch *Eine kurze Geschichte der Menschheit*, dass unsere Vorfahren, die durch die Savannen liefen, nur auf zwei Arten an Zucker kommen konnten. Nämlich durch den Verzehr von Obst oder den von Honig. Sie waren darauf eingestellt, dass sie, wann immer sie die Gelegenheit zu kalorienreicher Nahrungsaufnahme hatten, möglichst viel zu sich nahmen, um einen notwendigen Puffer aufzubauen. Heute ist es für uns nicht schwer, an zuckerreiche oder andere kalorienreiche Lebensmittel heranzukommen. Im Gegenteil, sie sind überall griffbereit und wir können uns ihnen kaum entziehen. Trotzdem sind wir aber offenbar noch immer darauf eingestellt – oder besser gesagt darauf programmiert –, uns diese Nahrung sofort einzuverleiben. Unsere Umwelt hat sich so schnell verändert, dass unser Gehirn nicht mit ihr Schritt halten konnte.

Zuvor haben wir über die Bedeutung der Homöostase oder des Gleichgewichts für den Körper gesprochen. Wenn man unter dieser Perspektive ein schnelles Abnehmen als die Störung eines langsam aufgebauten Gleichgewichts versteht – denn darum handelt es sich bei einer Gewichtszunahme in den meisten Fällen – und es durch die Brille des Wächters gegen solche Störungen betrachtet, dann zeigt sich, dass dieser Wächter (der Hypothalamus) eigentlich genau das tut, was seinem Auftrag entspricht: Er versucht, das Gleichgewicht wiederherzustellen.

Die Eiszeit

Dem Hypothalamus fällt es offenbar schwer, zwischen freiwilligem Gewichtsverlust und einem gefährlichen Nahrungsmangel zu unterscheiden. Während Sie vielleicht glauben, sich etwas Gutes zu tun, indem Sie auf die Schnelle acht Kilo abnehmen, fühlt sich die plötzliche Reduzierung des Nahrungsangebots für einen Teil Ihres Gehirns wie eine Hungersnot, vielleicht sogar eine Eiszeit an. Und dann kommt die entgegenwirkende Kraft des Hypothalamus ins Spiel: Er wird die Abnehmphase aufgrund des Nahrungsmangels als Bedrohung für Ihr Überleben einschätzen und daher versuchen, die Auswirkungen dieser Katastrophe so klein wie möglich zu halten. Er wird versuchen, Einfluss auf die »Jagd« nach Nahrungsmitteln zu nehmen. Entgegen Ihren Wünschen werden Ihr Gehirn und Ihr Körper dann auf Nahrungsaufnahme hin gepolt.

Ja, schlimmer noch: Damit der Körper auf eine solche Hunger- und Mangelphase fortan besser vorbereitet ist, wird der Hypothalamus alles daransetzen, Ihr altes Gewicht nicht nur wiederherzustellen, sondern es sicherheitshalber noch etwas zu erhöhen. Und schon haben wir ihn: den wohlbekannten Jo-Jo-Effekt.

Einzigartige Eigenschaften des Hypothalamus

Der Hypothalamus schläft nicht. Das ist auch gut so, denn unsere Temperatur und andere wichtige Funktionen müssen auch im Schlaf weiter reguliert werden.

Der Hypothalamus kann viele Dinge gleichzeitig tun. Prima, denn stellen Sie sich vor, Sie müssten sich zwischen dem Tempo Ihres Herzschlages und Ihrer Atmung entscheiden.

Der Hypothalamus vergisst nicht. Daher wird er nicht nur versuchen, den alten Zustand wiederherzustellen, sondern auch immer eine positive Energiebilanz anstreben.

Die Bedeutung eines langsamen Gewichtsverlusts

Jetzt, wo Sie wissen, wie schlecht Ihr Körper mit starken Veränderungen umgehen kann, werden Sie verstehen, warum der Hypothalamus sich gegen schnelle Veränderungen wehrt. Dieser Widerstand kann sehr hartnäckig sein. Manchmal kann man ihn mit jeder Faser des Körpers spüren. Ein anderes Mal schlummert er nur dahin und bleibt unsichtbar. Wir wollen diesen Widerstand nicht nur sichtbar, sondern auch vorhersehbar und besser handhabbar machen. Im Fall des Hypothalamus besteht dieser Widerstand aus einer Gesamtheit kleiner, komplexer und »heimtückischer« Prozesse, die fast unabwendbar sind.

Um den Hypothalamus begrifflich oder visuell fassbar zu machen, haben wir ein Bild für ihn gewählt: den Hamster. So ein gemütliches Nagetier, mit dicken Wangen und einem Wintervorrat. Wie aus einem Zeichentrickfilm oder Comic. Ein Hamster, der zufrieden oben auf einem großen Berg aus Nahrung sitzt. Stellen Sie sich nun einmal vor, Sie würden heimlich ein Körnchen davon wegnehmen. Der Hamster würde es nicht bemerken und wäre immer noch glücklich und zufrieden. Aber angenommen, Sie würden den Berg dann mit großen Schaufeln immer kleiner machen. Dann würde sich das gut gelaunte Tierchen schnell in ein rachsüchtiges Biest verwandeln.

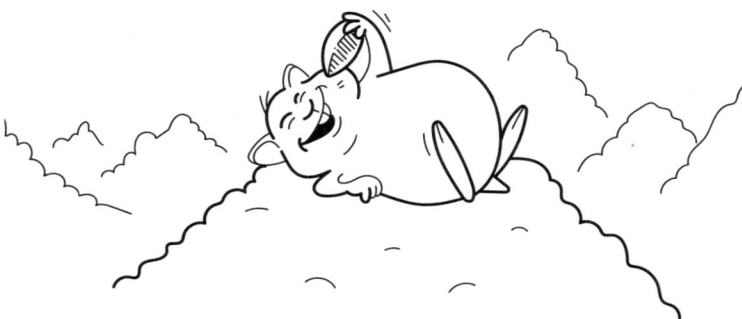

So lassen sich auch einige Funktionen des Hypothalamus verstehen: als ein Hamster mit einem großen Wintervorrat. Bei übergewichtigen Menschen besteht dieser Wintervorrat aus zusätzlichen Kilos an Fettgewebe. Der Hypothalamus mag es nicht, wenn dieser

Vorrat schrumpft, im Gegenteil, der Vorrat soll nach Möglichkeit wachsen und immer größer werden.

So kindisch das Hamsterbeispiel vielleicht erscheinen mag, die Botschaft, die dahintersteht, ist todernst. Und sie ist eine der wichtigsten Botschaften in diesem Buch: Nehmen Sie nicht zu schnell ab! Wenn Sie es überstürzen, werden Ihre Chancen auf einen dauerhaften Erfolg sehr viel geringer sein. Dies hat sich schon oft und sehr überzeugend bestätigt.

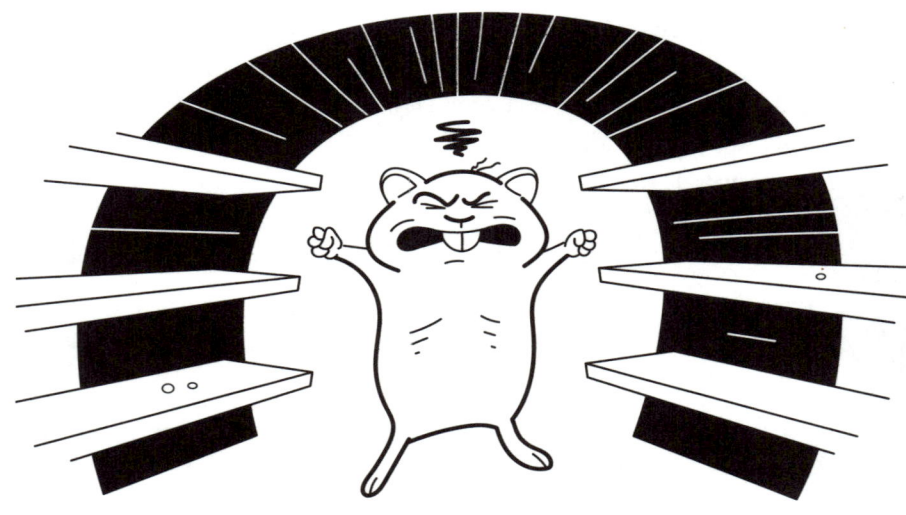

Danny der Weltmeister und der Hypothalamus

In Dannys Fall kam die Rolle des Hypothalamus sehr deutlich zum Tragen. Nicht so sehr zu Anfang des Programms, als es für die Teilnehmer, die abzunehmen versuchten, noch gut lief. Doch als die Aufmerksamkeit nachließ – sowohl Dannys eigene als auch die in seinem Umfeld und in den

Medien –, tauchte der Hamster wieder auf der Bildfläche auf. Er war ganz und gar nicht glücklich und ließ sich auch von Komplimenten oder Beifallsrufen nicht umstimmen. Wegen des großen Mangels, den er im Körper des Teilnehmers wahrnahm, drehte der Hamster völlig durch. Er wähnte sich in einer Eiszeit, in der alle seine sorgfältig aufgebauten Reserven komplett aufgebraucht wurden. Daher hatte er keine andere Wahl, er musste aktiv werden. Und das tat er auch. Zunächst einmal senkte er den Energieverbrauch des Körpers. Das gelang ihm, indem er den Ruhestoffwechsel herunterfuhr und so den Verbrauch des Körpers reduzierte.

Außerdem zauberte er alle verfügbaren Tricks aus dem Hut, um Danny dazu zu bewegen, die verlorenen Reserven wieder aufzufüllen. Dannys Hungergefühl wurde gesteigert und er schenkte Essen und Nahrungsmitteln unbewusst größere Beachtung, auch durch den Einfluss, den der Hypothalamus auf das limbische System und den präfrontalen Kortex ausübte. Das erklärt, warum Danny nach einer Weile gedankenlos wieder große Mengen ungesunder Nahrung zu sich nahm.

Kernpunkte dieses Kapitels:

» Der Hypothalamus spielt eine wichtige Rolle dabei, wie unser Körper mit Essen und Ernährung umgeht.

» Der Hypothalamus ist nicht krank, sondern tut, wozu er bestimmt ist.

» Nehmen Sie nicht zu schnell ab.

» Unser Körper und unser Hypothalamus werden schnelles Abnehmen nämlich als Bedrohung empfinden.

1.3

DER PRÄFRONTALE KORTEX

ÜBER NACHDENKEN UND ENTSCHEIDEN
Der Direktor entscheidet

Wie sind Sie eigentlich zu der Entscheidung gekommen, abnehmen zu wollen, also den Versuch zu starten, Gewicht zu verlieren? Eine Antwort darauf könnte lauten: Mein Hausarzt hat mir das dringend geraten. Oder: Mein Partner lag mir damit ständig in den Ohren. Das sind Anlässe und Überlegungen, die zu dieser Entscheidung führen können, nachdem man zuvor die Vor- und Nachteile eines solchen Unterfangens abgewogen und alle Argumente, fremde wie eigene, reiflich geprüft hat. Eine solche Entscheidung ist einfach ausgedrückt das Ergebnis unzähliger Interaktionen zwischen chemischen Substanzen, Hormonen, Transmittern und Nervenzellen in unserem Kopf. Und das nennen wir Nachdenken. Wo dieser Prozess im Gehirn hauptsächlich geschieht, lässt sich ziemlich genau sagen: Wenn Sie sich mit der flachen Hand und dem nach oben zeigenden Daumen gegen die Stirn schlagen, dann haben Sie einen großen Teil des Bereichs, der für das logische Denken zuständig ist, abgedeckt. Dort befindet sich nämlich Ihr präfrontaler Kortex. Wir wägen unsere Entscheidungen anhand der Informationen ab, über die wir verfügen, aber auch anhand der Umstände, mit denen wir uns auseinandersetzen und die wir bildhaft vor uns sehen. Das ist nützlich, weil es uns erlaubt, uns vorzustellen, wie etwas in der Zukunft sein könnte. Für diese Zukunft können wir uns dann mit demselben präfrontalen Kortex einen Plan machen, um sie auch wirklich zu realisieren. Informationen

28

aufnehmen, Daten analysieren, Schlussfolgerungen ziehen, Pläne machen und umsetzen – das alles sind Dinge, die wir den ganzen Tag tun. Bei der Arbeit genauso wie am Wochenende, zu Hause ebenso wie in der Schule. All diese Fähigkeiten bezeichnen wir als höhere zerebrale Funktionen, was bedeutet, dass sie das Ergebnis eines gezielten Einsatzes unseres Gehirns sind und sich nicht nur auf Reflexe oder erlernte Muster zurückführen lassen.

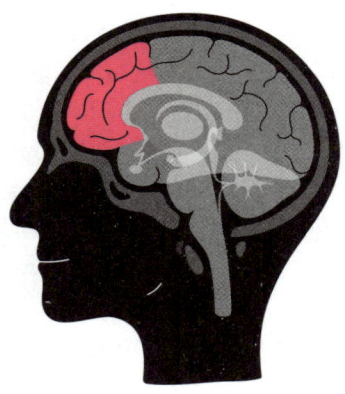

Ich denke es doch

Nachdenken ist eine Fähigkeit, die uns unvorstellbare Möglichkeiten eröffnet, um etwas zu bewerten, zu tun oder zu erschaffen. Es ist die Fähigkeit, die der Elektrotechniker bei der Bewertung eines Schaltkastens verwendet. Die der Möbelbauer nutzt, wenn er einen Stuhl entwirft. Die ein Maler einsetzt, wenn er einen Plan zum Neuverputzen und Streichen eines Hauses erstellt. Derer ein Professor sich zum Lösen einer mathematischen Formel bedient. Und von der Rembrandt zum Malen seiner *Nachtwache* Gebrauch gemacht hat. Es ist auch die Fähigkeit, die Sie einsetzen, um Ihre aktuelle Situation (ich bin zu schwer) zu beurteilen und Ihre Idee, daran etwas zu ändern, zu entwickeln. Und Sie verwenden diese Fähigkeit auch, um dieses Buch zu lesen und gemeinsam mit uns einen Plan zu entwerfen.

Kraft durch Fokus

Es ist beinahe unfassbar, was man als Mensch mit seinem Gehirn alles leisten kann, wenn man seine Gedanken sehr stark auf eine bestimmte Sache konzentriert. Man kann unter der Motorhaube eines Autos Ordnung schaffen, ein Buch schreiben, ein Haus bauen oder ein Medikament entwickeln, das Tausende Menschenleben rettet. Und das alles, indem man sich auf etwas fokussiert. Solch ein Fokus entsteht, wenn große Zellgruppen im präfrontalen Kortex an einer komplexen Aufgabe arbeiten. Das steht im Gegensatz zur Arbeitsweise des Hypothalamus, in dem verschiedene Zellgruppen gleichzeitig an unterschiedlichen und einfacheren Aufgaben arbeiten.

Auch bei Menschen, die abnehmen wollen, ist oft eine Fokussierung bemerkbar. Sie machen sich zum Beispiel um den 1. Januar herum Gedanken, treffen eine Entscheidung und erstellen einen Plan. Dieser Plan kann beispielsweise aus der Lektüre eines Buches über eine neue Diät hervorgegangen sein. Dann machen sie sich ans Werk, voller Enthusiasmus und Konzentration. Sehr oft zeigt sich dann auch ein Effekt. Die Kilos purzeln eins nach dem anderen, und die Komplimente werden strahlend in Empfang genommen. Das ist genau der Grund, warum so viele dieser Diäten tatsächlich funktionieren. Oder besser gesagt – warum sie *kurzfristig* funktionieren. Was Aufmerksamkeit bekommt, wächst. (Auch wenn es in diesem Fall streng genommen eher schrumpft.) Es ist daher auch logisch, dass es gar nicht so sehr darauf ankommt, worauf die jeweilige Diät basiert; ob man nun auf Kohlenhydrate, Fett oder bestimmte Kombinationen von Lebensmitteln verzichtet. Oft handelt es sich um Speisepläne mit einer stark negativen Energiebilanz – man isst weniger, als man verbraucht –, die mit großem Engagement eingehalten werden; was zur Folge hat, dass man abnimmt.

Dass man dies tatsächlich tut, verdankt sich der starken, entscheidenden Kraft des präfrontalen Kortex. Das Wort »entscheidend« hat hier eine doppelte Bedeutung. Der präfrontale Kortex kann nicht nur Beschlüsse fassen, er ist tatsächlich auch die Hirnregion, die entscheidet, was als Nächstes passiert. Wenn der präfrontale Kortex entscheidet, dass wir in eine bestimmte Richtung gehen, *gehen* wir in diese Richtung. Der präfrontale Kortex tritt sozusagen als *Chief Executive Officer* auf, als Direktor eines multinationalen Konzerns, der beispielsweise seinen Sitz in New York hat. Dieser Direktor muss nun fortwährend Anweisungen geben, was zu geschehen hat. Denn wenn er nicht ständig alles im Auge behält, weiß der Direktor in seinem New Yorker Büro nicht, was in der Poststelle des Konzerns in Kopenhagen los ist.

Weniger Fokus

Dass ein mentaler Fokus nichts ist, was man je nach Bedarf einschalten kann und dann sofort parat hat, dürfte jedem klar sein. Man ist nicht immer konzentriert und voll bei der Sache bei dem, was man gerade tut. Die größte Stärke des präfrontalen Kortex, die Aufmerksamkeit, kann daher auch seine größte Schwäche sein. Das beginnt schon damit, dass dieser Bereich bei der Geburt noch längst nicht optimal funktioniert. Babys können nicht sprechen und kleine Kinder können keine Zukunftspläne machen. Wir wissen, dass sich diese Fähigkeiten erst später, Schritt für Schritt, entwickeln. Und auch bei Jugendlichen in der Pubertät sieht man, dass noch nicht alle Denkprozesse mustergültig funktionieren. Von ihnen wird jedoch viel erwartet: Hausaufgaben machen, lernen, Jobs erledigen und sozial interagieren. Darüber, wie sich das Gehirn in den Teenagerjahren noch entwickelt, bis es mit etwa zwanzig ausgereift ist, sind schöne Bücher verfasst worden. In diesen Büchern wird beschrieben, wie sehr das noch unfertige Gehirn mit Dingen wie Übersicht und Planung zu kämpfen hat. Aber auch mit der Entscheidung zwischen risikoreichem oder vernünftigem Verhalten. Jeder, der sich an seine eigene Jugendzeit erinnert oder regelmäßig mit Heranwachsenden zu tun hat, weiß nur zu gut, dass die

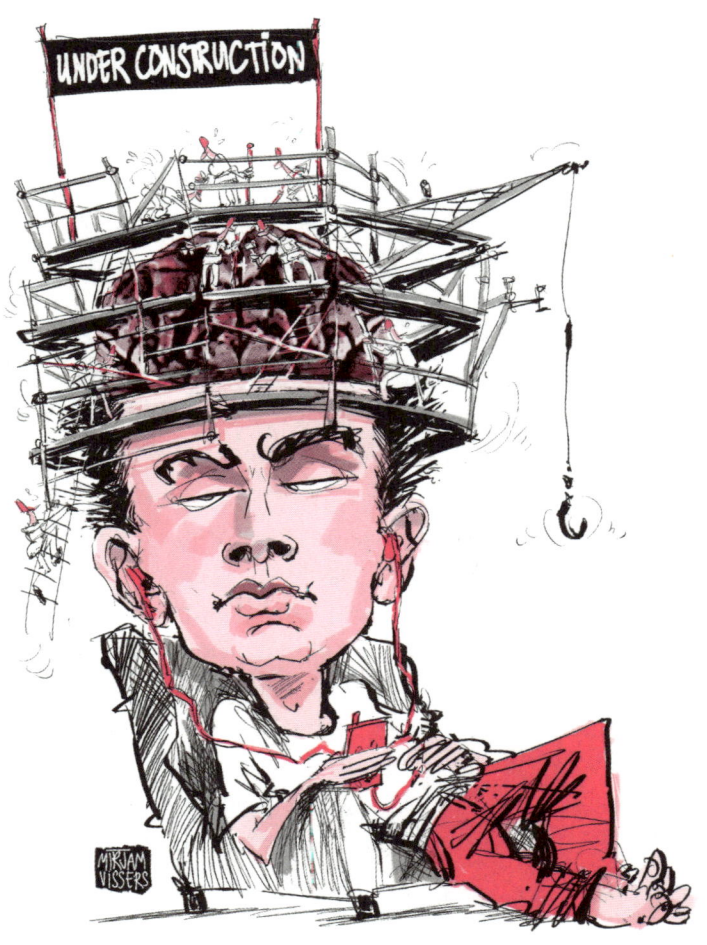

Entwicklung sowohl dieser Fähigkeiten als auch des Gehirns ein Prozess ist, der noch lange nach der Geburt andauert.

Auch Menschen, die schon einmal viel Alkohol getrunken haben, kennen das Phänomen, dass ihnen Aufgaben, die sie normalerweise problemlos bewältigen, angetrunken viel schwerer fallen. Ihre Nervenzellen funktionieren in diesem Zustand weniger gut. Die komplexesten Netzwerke – wie der präfrontale Kortex – fallen dann als Erste aus. Das Lösen von Rechenaufgaben, das logische Denken und sogar das Sprechen werden mit jedem weiteren Glas mühsamer. Das hat manchmal gravierende Konsequenzen, die einem erst später bewusst werden, wenn man wieder ausgenüchtert ist und darüber nachdenken kann.

Auch bei Menschen, die begonnen haben abzunehmen, sieht man regelmäßig, dass sich ihre Fokussierung verringert oder ganz verloren geht. Nicht am Anfang, da ist die Zielstrebigkeit gerade besonders stark. Dann denken sie an ihr Ziel: abnehmen, und an das Mittel dazu: weniger essen oder anders essen und mehr Sport treiben. Manchmal sprechen sie darüber auch mit anderen, was ihren Fokus zusätzlich stärkt. Vor allem, wenn das Umfeld positiv und ermutigend reagiert. So weit, so gut.

Doch wenn andere Dinge in ihrem Leben Aufmerksamkeit verlangen, verändert sich das Bild. Das kann alles Mögliche sein: die Arbeit, Aufträge, Beziehungen, Geldsorgen, Kinder, was auch immer. In dem Moment, in dem diese Themen wieder mehr Aufmerksamkeit fordern, tritt oft eine Wende ein.

Die Fokussierung des präfrontalen Kortex ist nämlich notwendig, um den natürlichen Wunsch des Hypothalamus, im Körper Vorräte anzulegen, zu unterdrücken. Der präfrontale Kortex muss sein Veto gegen den inneren Hamster einlegen, der gegen das Abnehmen aufbegehrt. Das Problem dabei ist: Während der Kortex abgelenkt werden kann, lässt der Hypothalamus keine Ablenkung zu. Der präfrontale Kortex ist so etwas wie ein Finger, den man in ein Loch im Deich steckt. In dem Moment, in dem man ihn herausnimmt, beginnt das Wasser sofort wieder zu strömen. Oder so etwas wie ein Lehrer vor einer schwierigen Klasse. Sobald er für kurze Zeit den Raum verlässt, machen die Schüler Rabatz. Genauso beginnt der Hypothalamus den Körper und das Gehirn in Richtung Essen zu lenken, wenn der präfrontale Kortex einmal nicht aufpasst. Das ist der Moment, in dem man sich, ohne groß nachzudenken, ein Schüsselchen Erdnüsse einverleibt, obwohl man gerade vorhat abzunehmen.

Die Fokussierung des präfrontalen Kortex ist daher wesentlich, zugleich aber extrem schwierig. Wie kann der Fokus also möglichst gut beibehalten werden? Durch Unterstützung und Training. Unterstützung ist auf vielerlei Arten möglich. Dabei sollte man nicht nur den präfrontalen Kortex, sondern auch die anderen beteiligten Bereiche des Gehirns, wie den Hypothalamus und das limbische System, beeinflussen. Hilfreich sind hier Menschen im eigenen Umfeld, die einem beim Erreichen des gesetzten Ziels unterstützen. Aber auch eine App oder unser digitales Begleitprogramm kann helfen. Der präfrontale Kortex lässt sich durch eine Schulung des Denkens und der Aufmerksamkeit aber auch trainieren. Das tut fast jeder von uns schon die meiste Zeit seines Lebens; nicht nur während der Schulzeit und vielleicht in einer weiteren Ausbildung, sondern auch durch Hobbys, Rätseln, Spielen und Lesen. Seinen Kortex oft und viel zu nutzen, kann also beim Abnehmen helfen. Das ist in Studien bereits nachgewiesen worden. Man konnte zeigen, dass Menschen mit einem höheren Bildungsniveau, die mehr aktiv gelernt haben und im Planen geübter waren, bei dem Versuch abzunehmen größere Erfolgschancen hatten. Und zwar unabhängig von ihrer Intelligenz, die sich im IQ ausdrückt. Es geht nicht in erster Linie darum, wie schlau man ist, sondern in welchem Maße man in Planungsdingen geübt ist. Denn bei einem »heiß gelaufenen« Hypothalamus braucht man ein hohes Maß an Aufmerksamkeit und Planung.

Danny der Weltmeister und der präfrontale Kortex

Am Anfang sieht alles gut aus: Es gibt eine sehr starke innere Motivation. Die Teilnehmer von *The Biggest Loser* treffen sehr überzeugt eine Entscheidung. Sie sind mit ihrer Gewichtssituation unzufrieden und wägen ab. Diese Abwägung führt letztlich zu dem Vorhaben abzunehmen, sie beschließen, sich bei der Show anzumelden. Sowohl das Nachdenken über ihr Gewicht als auch die getroffene Entscheidung, abzunehmen und sich anzumelden, sind zu einem großen Teil das Werk ihres präfrontalen Kortex. Er ist dafür zuständig, rationale Überlegungen anzustellen, eine Entscheidung zu treffen und sich dann zu fokussieren. Diese Fokussierung hält eine Weile an, denn sie setzen mit ihrer Arbeit aus und brauchen sich dementsprechend gerade nicht darauf zu konzentrieren. Zudem erhält der Kortex noch Unterstützung von ihrer gesamten Umgebung. Und auch von der Familie und den Freunden in ihrem Umfeld, den sozialen Medien und der Öffentlichkeit. Alle helfen den Teilnehmern, sich zu fokussieren und ihr Ziel nicht aus dem Blick zu verlieren. Ein größerer Ansporn, die eigene Entscheidung umzusetzen, lässt sich wahrscheinlich nicht so schnell finden.

Was an der Geschichte jedoch auffällt, ist, dass die Teilnehmer nach dem Ende der Sendereihe nicht mehr in der Lage sind, das intensive Konzept, dem sie sich zur Zeit der Aufnahmen unterzogen haben, weiter durchzuhalten. Der Hypothalamus ist wütend und schlägt mit ungeahnter Wucht zurück. Danny muss beispielsweise wieder zur Arbeit gehen. Und die verlangt Aufmerksamkeit. Ebenso wie wahrscheinlich auch die Menschen in seinem Umfeld. Die Aufmerksamkeit, die er darauf richtet, geht auf Kosten seiner Aufmerksamkeit, die er für sein Gewicht und für das Bändigen des Hamsters aufbringen kann.

Kernpunkte dieses Kapitels:

» Der präfrontale Kortex spielt beim Abnehmen eine wichtige Rolle. Diese Rolle besteht darin zu wissen, warum etwas passieren soll, und daraufhin eine Entscheidung zu treffen.

» Der präfrontale Kortex ist dazu imstande, den Hypothalamus, also den inneren Hamster, kurzfristig zu bezwingen.

» Dazu muss der präfrontale Kortex allerdings fokussiert sein.

» Diese Fokussierung besteht von Natur aus nicht kontinuierlich.

» Sie erfordert Übung und Unterstützung.

1.4

DAS LIMBISCHE SYSTEM

ÜBER BELOHNUNG, GEFÜHLE UND GEWOHNHEITEN
Ein Lobbyist für mehrere Parteien

Was bringt uns nun dazu, eine Sache anzugehen? Wann tun wir, was der Hypothalamus will, und wann hören wir auf den präfrontalen Kortex?

Wenn Menschen gebeten werden, an etwas sehr Positives zu denken, stellt sich jeder von ihnen etwas anderes vor. Manch einer denkt an die innige Umarmung seines Kindes, ein anderer an einen erfolgreichen beruflichen Deal, an Sex oder an einen Lauf, bei dem er genau in den richtigen Rhythmus kommt, an Musik oder Kunst. Man kann natürlich auch an Essen denken: an Gummibärchen, einen Hamburger oder die Spezialität des eigenen Lieblingsspitzenkochs in einem Dreisternerestaurant.

Dies sind zwar alles unterschiedliche Dinge und Themen, doch sie führen alle zum gleichen Resultat: einem schönen Gefühl, das von irgendwoher kommt. In einer etwas technischen Sprache ausgedrückt, ist es das Ergebnis von Substanzen, die an Rezeptoren in bestimmten Hirnregionen andocken, wodurch wiederum andere Substanzen oder größere Mengen von Substanzen freigesetzt werden. Reine Chemie, Physik und Biologie also. Und damit haben wir nun etwas Schönes und Angenehmes auf etwas reduziert, das auch in einem Reagenzglas stattfinden oder kopiert werden könnte. Das fiele dann unter die Rubrik »Medikamente« oder »Drogen«. Eine wichtige Hirnregion, in der diese Substanzen ihr Werk verrichten, hat einen Namen: das limbische System.

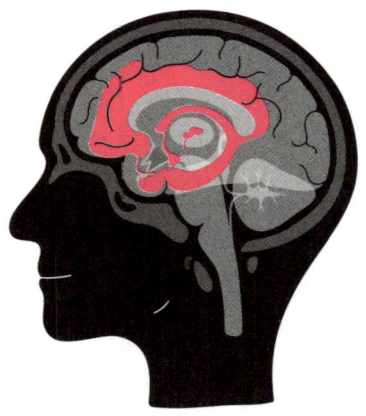

Das limbische System ist vielleicht die am schwierigsten zu verstehende Hirnregion in diesem Buch. Denn es kann Ihnen helfen, Ihr Ziel – eine dauerhafte Gewichtsabnahme – zu erreichen, es kann Ihnen dabei aber auch massiv im Weg stehen. Man kann das limbische System einfach ausgedrückt als den Hamster auf der einen Schulter und den gesunden Menschenverstand auf der anderen Schulter beschreiben. Man weiß zwar, dass man selbst es ist, der oder die denkt und fühlt, dennoch kämpfen beide um Aufmerksamkeit. Das limbische System kann Sie in Versuchung führen, wenn Sie am Schaufenster einer Bäckerei vorbeigehen und Hunger haben. In diesem Moment folgt es dann dem Wunsch des Hypothalamus und steuert Ihr Verhalten so, dass Sie dem Ruf nach Nahrung Gehör schenken. Sie verspüren ein angenehmes Gefühl, wenn Sie beispielsweise ein Cremeschnittchen essen. Dieses Gefühl vermittelt Ihnen, zumindest für kurze Zeit, die Vorstellung, dass es sich dabei um eine gute Aktion handelt.

Andererseits kann das limbische System auch vom präfrontalen Kortex gesteuert werden. Zum Beispiel dann, wenn es Ihnen ein gutes Gefühl vermittelt, an der Bäckerei vorbeizugehen und das Cremeschnittchen links liegen zu lassen oder eine gesündere Alternative zu wählen. Dieses Gefühl verstärkt sich, wenn Sie sich klarmachen, wie viele Kalorien Sie *nicht* zu sich genommen haben – oder wenn Sie sehen, dass Sie tatsächlich unbeirrt auf verantwortungsvolle Weise abnehmen.

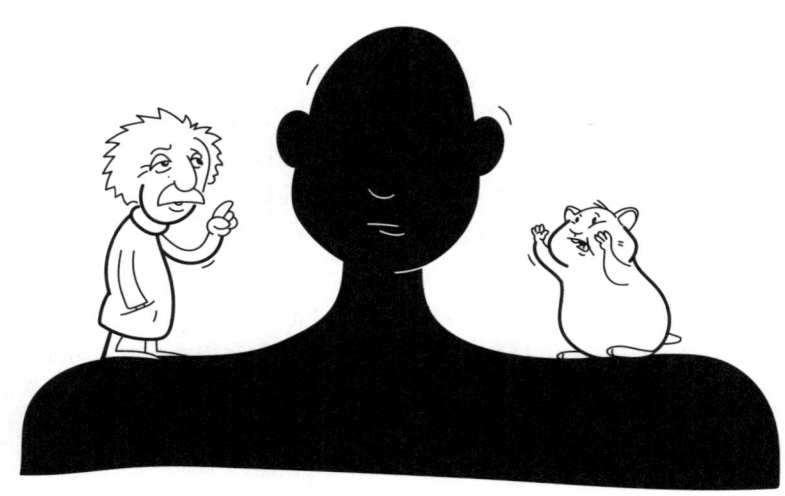

Das limbische System ist also abstrakter als der Hypothalamus (der Sammler, der sich »widersetzt«) und als der Kortex (der vernünftig und »kooperativ« ist). Das passt auch gut zur Funktion des limbischen Systems als »Schaltzentrale des Gefühls«.

Jeder, der schon einmal an einer Diskussion teilgenommen hat, in der Gefühle eine Rolle spielten, wird aus Erfahrung wissen, dass ein Gefühl nicht immer gleichermaßen konkret und klar zu benennen ist. Das kommt im Abschnitt *Werden Sie Ihr eigenes Radarsystem* in Kapitel 2.4 genauer zur Sprache.

Das limbische System ist weitgehend in unsere Umgebung integriert und passt damit zu der Vorstellung, dass zwischen unserem Kopf, unserem Körper und unserer Umgebung ein Netzwerk besteht. Das System umfasst mehr als nur ein Belohnungszentrum, wo sich alles um ein gutes Gefühl dreht. Es ist vielschichtiger und hat noch weitere Bedeutungen. Das limbische System schätzt mithilfe unseres Gefühls und auf der Basis unserer Erfahrungen ein, ob etwas sicher oder angenehm ist. Diese Einschätzung kann in einer Erinnerung bestehen: »An dieses Essen erinnere ich mich noch, das war lecker.« Aber auch in einer Beurteilung: »Diese Person wirkt zuverlässig.« Oder in einem Gedanken wie: »In diese dunkle Gasse gehe ich jetzt nicht.« Das limbische System kann uns das Leben retten und das war auch schon in Urzeiten so. Während sich der Hypothalamus nur auf die Nahrung um uns herum fokussierte, registrierte das limbische System auch, wenn sich ein Löwe in der Nähe aufhielt. Es ist in der Lage, Erinnerungen und Gefühle miteinander zu verknüpfen und zu speichern. Diese Erinnerungen werden zum Beispiel von einem hungrigen Hypothalamus genutzt, der das Denken des Kortex beeinflussen will (Gab es hier nicht eine gute Eisdiele?). Umgekehrt funktioniert das übrigens auch: Der präfrontale Kortex kann den Hunger des Hypothalamus unterdrücken, wenn er sich an gute Vorsätze halten will. Das limbische System sorgt auch dafür, dass in uns ein unangenehmes Gefühl entsteht, wenn wir beispielsweise im Begriff sind, eine riskante finanzielle Entscheidung zu treffen. Es bildet das Verbindungsnetzwerk zwischen dem Gedächtnis, den körperlichen Gefühlen, dem präfrontalen Kortex und dem Hypothalamus. Was fühlt mein Körper? Was will der Kortex? Was will der Hypothalamus?
Die im limbischen System gespeicherten Erfahrungen beeinflussen also die Art und Weise, wie wir denken und Entscheidungen

treffen. Denn wir denken und entscheiden nicht immer auf dieselbe Art und Weise. Der Verhaltensökonom Daniel Kahneman gewann den Nobelpreis für seine Theorie, die er in seinem Buch *Schnelles Denken, langsames Denken* beschreibt. Er unterscheidet zwei Arten, Entscheidungen zu treffen, eine schnelle und eine langsame: System 1 und System 2. *System 1* beschreibt er als schnell, impulsiv und instinktiv. Es reagiert zum Beispiel auf unerwartete Ereignisse auf der Basis früherer Erfahrungen und Erwartungen, ohne lange darüber nachzudenken. Dadurch, dass dieses System so schnell reagiert, ist es effizient und energiesparend. (Das ist etwas, was auch dem Hamster sehr gut gefällt!) *System 2* ist das langsame System. Es braucht Zeit, um über Dinge gründlich zu reflektieren, Argumente gegeneinander abzuwägen und Fehler in schnell getroffenen Annahmen zu erkennen. Dies alles sind Fähigkeiten, die wir aus der Beschreibung des präfrontalen Kortex kennen. *System 2* ist also das System, das eine Fokussierung erfordert. Sehen Sie dazu auch den Kasten zu *Hirnregionen oder Netzwerke?* in Kapitel 1.1, in dem drei Bereiche des Gehirns thematisiert werden, die der Forscher Robert Sapolsky beschreibt.

Im täglichen Leben nutzen wir sehr häufig *System 1*, indem wir unzählige Male Entscheidungen treffen, derer wir uns gar nicht bewusst sind. Das Fahren auf einer Autobahn ist ein Beispiel. Wir fahren, bremsen, fädeln uns ein und überholen wie auf Autopilot. Oft fahren wir lange Strecken, ohne uns dessen wirklich bewusst zu sein. In der Praxis sieht es manchmal so aus, als ob wir Dinge, entsprechend *System 2*, aufmerksam und bewusst tun, doch in Wahrheit sind wir eher wie ferngesteuert.

Auch im Rahmen einer dauerhaften Gewichtsabnahme ist es sinnvoll, über diese beiden Systeme Bescheid zu wissen. Denn auch beim Essen, bei Bewegung und den Entscheidungen, die wir hierbei treffen, sind wir nicht immer aufmerksam. Wenn das dazu führt, dass wir unbewusst zu viel essen, uns zu wenig bewegen und unvorteilhafte Entscheidungen treffen, ist das natürlich keine wünschenswerte Situation. Wir können uns diese Systemeigenschaften aber auch zunutze machen, indem wir zunächst die alten Muster erkennen und dann neue, wünschenswerte Muster einüben. Mehr dazu in Kapitel 2.1 *Von unbewusst zu bewusst*.

Das limbische System spielt auch im Zusammenhang mit Belohnungen eine wichtige Rolle. Komplimente am Arbeitsplatz, ein liebevoller Kommentar vom Partner oder Likes und Herzchen in den sozialen Medien. Der Grat zwischen einem angenehmen Gefühl und Gruppendruck ist besonders in den sozialen Medien natürlich sehr schmal. Hier gilt es, positive Unterstützung von negativem Druck zu unterscheiden. Und uns den Rückhalt und die Bestätigung, die wir erhalten, nicht von dem Gefühl zunichtemachen zu lassen, nicht gut genug zu sein. Was sicherlich eine Herausforderung darstellt, bei all den Posts von fitten, schlanken und glücklichen Menschen, denen ihr Aussehen scheinbar überhaupt keine Mühe bereitet.

Das limbische System kann Sie also sowohl motivieren als auch demotivieren. Manchmal bewusst, oft aber auch unbewusst. In Ihrem Prozess des Abnehmens ist es wichtig, *unbewusst* häufiger in *bewusst* zu verwandeln. Das lässt sich zum Beispiel mithilfe des externen Kortex erreichen.

Danny der Weltmeister und das limbische System

Während der Sendereihe machte Dannys limbisches System vor allem gemeinsame Sache mit seinem präfrontalen Kortex, der das Ziel so deutlich vorgegeben hatte. Es reagierte auf

Ermutigung und Komplimente des Moderators und des Publikums. Nach den Aufnahmen bestimmte jedoch der Hypothalamus wieder die Richtung. Das limbische System spielte anfangs zwar eine unterstützende Rolle, weil es Danny ein gutes Gefühl vermittelte, doch es blieb zu wenig Zeit, um wirklich neue Routinen und Gewohnheiten zu entwickeln. Was dazu führte, dass in der alten Umgebung wieder alte Gewohnheiten aufgenommen wurden.

Kernpunkte dieses Kapitels:

» Das limbische System spielt bei Belohnung eine Rolle.
» Es kann den Hypothalamus, aber auch den präfrontalen Kortex stärken.
» Das limbische System ist am Gedächtnis, an Gewohnheiten und Routinen beteiligt.
» Es kann daher dem Prozess des Abnehmens »zuarbeiten«, ihm aber auch »entgegenarbeiten«.

1.5

DER EXTERNE KORTEX

ÜBER WERTVOLLE PERSONEN UND PRODUKTE
Ihre persönlichen Influencer

Wir haben nun drei Gehirnregionen kennengelernt, die an Ihrem Gewicht beteiligt sind: den Hypothalamus, den präfrontalen Kortex und das limbische System. Es gibt aber noch eine vierte Region, die ebenfalls einen großen Einfluss hat, und das ist der »externe Kortex«. Er unterscheidet sich grundsätzlich von den anderen drei, denn den externen Kortex finden Sie in keinem Buch über die Anatomie des Gehirns. Auch nicht in einem Buch über Hirnerkrankungen und Hirnstörungen. Er befindet sich nämlich nicht in Ihrem Kopf, sondern neben Ihnen auf der Couch. Oder Ihnen gegenüber am Schreibtisch. Oder im Sprechzimmer Ihres Hausarztes. Oder in den sozialen Medien.

Sie begegnen ihm regelmäßig, aber erwarten Sie nicht, dass er jedes Mal gleich aussieht. Der externe Kortex kennt viele Erscheinungsformen. Er kann der klassische »drill sergeant« aus amerikanischen Armeefilmen sein, aber auch eine App, die Sie regelmäßig an etwas erinnert.

Früher, als Sie noch ein Kind waren, konnten Sie sich den externen Kortex nicht selbst aussuchen, er war aber sehr gut erkennbar, und zwar in Gestalt Ihrer Eltern, der Lehrer in der Schule, Trainer von Sportvereinen oder einem Klavierlehrer. Sie alle sagten Ihnen, dass Sie mehr üben sollten.

Bevor es die sozialen Medien gab, bekamen wir regelmäßig unaufgeforderte Ratschläge auf allen möglichen Plakatwänden entlang unseres Weges oder wurden von vergilbten Plakaten im Wartezimmer des Zahnarztes ermahnt: »Naschen Sie vernünftig, essen Sie einen Apfel«. Allen diesen Beispielen war gemeinsam, dass sie versuchten, uns von etwas zu überzeugen, uns zu etwas zu verpflichten oder uns etwas zu verbieten.

In welcher Form sich der externe Kortex präsentiert, spielt keine so große Rolle. Es können neue Personen auf den Plan treten, die Sie als Autorität anerkennen, neue Vorbilder oder Influencer. Das Neue kann aber auch in den neuen und sehr einflussreichen elektronischen Möglichkeiten liegen.

Tatsache ist, dass sich der externe Kortex, obwohl er sich außerhalb unserer selbst befindet, großen Einfluss auf uns ausüben kann. Dieser Einfluss kann sehr unterschiedlich sein, lang anhaltend und intensiv oder flüchtig und oberflächlich.

Bei einem externen Kortex kann es schwierig sein, zwischen Begleitung, Informationsvermittlung, Motivation, aufdringlichen Ratschlägen, Werbung oder böswilliger Manipulation zu unterscheiden. Das gilt mit Sicherheit für den Bereich der Gewichtsabnahme, in dem mit Nahrungsergänzungsmitteln, Medikamenten und Diätprodukten ein Milliardenbusiness entstanden ist.

Verlässliche Autorität

Früher, als das Leben noch einfach war, galten Ratschläge als vertrauenswürdig, wenn sie aus einer bestimmten Ecke kamen. Ob nun vom Arzt, dem Pfarrer oder der Regierung – was von ihnen gesagt wurde, war wahr. Heute haben diese Institutionen auf ganzer Linie an Autorität eingebüßt. Das kann man zum Beispiel an der Regierung sehen. Ob es nun um Impfungen, den Klimawandel oder die Gesundheit geht:

45

Sobald die Botschaft von der Regierung kommt, wird sie sofort kommentiert und infrage gestellt. Vor allem im Internet. Das hat ebenso Vor- wie Nachteile. Und es gilt inzwischen auch zunehmend für die Berichterstattung in den großen Zeitungen und die Reportagen im Fernsehen. Was die Frage aufwirft, ob es überhaupt noch unabhängige und zuverlässige Informationen gibt.

Etwas Vergleichbares lässt sich auch im Wissenschaftsbetrieb beobachten. Während früher das Etikett »wissenschaftlich belegt« schon fast ausreichte, damit etwas als Wahrheit akzeptiert wurde, gibt es heute Internetforen, in denen gute und weniger gute Forschungsstudien zitiert werden. Leider werden dabei einige Studien völlig aus dem Zusammenhang gerissen und falsch wiedergegeben.

Nun lässt sich nicht leugnen, dass die Wissenschaft selbst auch ihren Teil dazu beigetragen hat. Betrügerische Forschung und das Publizieren um des Publizierens willen, ohne Rücksicht auf Relevanz, haben das gesellschaftliche Ansehen von Wissenschaft im Allgemeinen nicht gerade gefördert. Die Tatsache, dass Forschung nicht immer transparent ist und wissenschaftliche Artikel oft unverständlich geschrieben sind, hat auch nicht zur Vertrauenswürdigkeit dieser Zunft beigetragen.

Was im Hinblick auf den externen Kortex ebenfalls ins Auge fällt, ist der beispiellose Zuwachs an Informationen über die Beziehung zwischen Ernährung und Gesundheit: Studien, Veröffentlichungen und Posts ohne Ende. Daran sind wir, die Autoren, natürlich auch beteiligt. Auch in diesem Bereich war es früher viel übersichtlicher. Man kannte die 10 Ernährungregeln der DGE (Deutsche Gesellschaft für Ernährung) und damit wusste man schon ungefähr Bescheid. Man durchforstete nicht das Internet nach zusätzlichen Informationen, einfach deshalb, weil sie nicht verfügbar waren. Aber damit nicht genug: Auch das Angebot an Lebensmitteln war deutlich beschränkter. Damals wusste man noch nicht, was man von den kleinen grünen, haarigen Dingern halten sollte, die eines Tages plötzlich in der Obstabteilung des Supermarktes lagen und angeblich vor Vitamin C nur so strotzten. Heute wirken Kiwis nicht mehr besonders exotisch auf uns. Und eine Kiwi für sich genommen ist natürlich sowieso nichts, was einen den Überblick verlieren lässt, aber der große Zustrom an neuen Produkten macht das Ganze doch etwas schwieriger. Quinoa, Goji-Beeren, Chia-Samen, Açai, Kurkuma, Spirulina, Kokoswasser und grüne Smoothies sind nur einige der vielen neuen Nahrungsmittel oder auch der alten in neuem Gewand.

Es gibt einen wahren Boom an neuen Produkten, die aus dem Nichts zu großen Trends im Internet werden, sehr viel für unsere Gesundheit versprechen und manchmal auch sang- und klanglos wieder verschwinden. Es ist großartig, dass heute so viele Informationen verfügbar sind, aber seien Sie kritisch, was die Vertrauenswürdigkeit der Quellen angeht.

Was entscheidet über die Brauchbarkeit eines externen Kortex?

Wie brauchbar ein externer Kortex ist, steht und fällt mit seiner Vertrauenswürdigkeit. Sie werden wahrscheinlich keinen Rat oder keine Anregung von jemandem annehmen, dem Sie misstrauen. Ein weiterer wichtiger Punkt ist, ob Sie die Form der Botschaft oder deren Übermittler anspricht. Jemand kann noch so recht haben, wenn Sie seinen Ton als herablassend oder abwertend empfinden, werden Sie nicht geneigt sein, seinen guten Ratschlägen zu folgen. Ein anderer bedenkenswerter Punkt ist, dass man manchmal noch nicht für eine bestimmte Form der Begleitung oder Beratung bereit ist. Hier ist beispielsweise an elektronische, »smarte« Hilfsmittel zu denken. Während ein Arbeitskollege von den Vorzügen einer Smartwatch oder einer bestimmten App ganz begeistert ist, macht uns allein schon die Vorstellung, sich mit so etwas zu beschäftigen, schlechte Laune. Manchmal verschwindet diese Abneigung mit der Zeit und wir werden zu einem begeisterten Nutzer. Wenn nicht, müssen wir auf die Suche nach einem Hilfsmittel gehen, das zu uns passt.

Kurz gesagt: Ein externer Kortex ist nur nützlich, wenn er Ihnen auch wirklich nützt!

Worin liegt der Nutzen des externen Kortex?

Der externe Kortex soll zunächst darauf ausgerichtet sein, Ihren eigenen Kortex bei dem Vorhaben zu unterstützen, dauerhaft und auf sinnvolle Weise abzunehmen. Ihr eigener präfrontaler Kortex ist ein kraftvoller Teil Ihres Gehirns, wenn es darum geht, Argumente abzuwägen und Entscheidungen zu treffen. Außerdem kann sich Ihr Kortex oft für eine gewisse Zeitspanne gut fokussieren. Weniger stark ist er darin, diesen Fokus über einen längeren Zeitraum aufrechtzuerhalten. Zudem tendiert er gelegentlich dazu, einige Aktivitäten, wie das Essen, zu unterschätzen und andere, wie Bewegung und Sport, zu überschätzen. In diesen Fällen kann ein externer Kortex korrigierend wirken.

Digitale Hilfsmittel

Ein einfaches und effektives Hilfsmittel ist beispielsweise ein Smartphone.

Die meisten Smartphones können Ihre Basisaktivitäten wie Gehen und Radfahren aufzeichnen. In einer App können Sie zusätzliche Aktivitäten mit einem gewissen Grad an Verlässlichkeit hinzufügen, beispielsweise »30 Minuten langsames Schwimmen«. Das fällt in Ihrer App unter die Rubrik *Verbrauch*. Mit vielen Apps können Sie auch aufzeichnen, was und wie viel Sie essen. Eine App kann Ihnen auch eine Nachricht senden, um Sie daran zu erinnern, Ihren Speiseplan für den Tag einzugeben. Oder Ihnen selbst einen Speiseplan für den Tag vorschlagen. Eine derartige App kann Sie auch daran erinnern, sich wieder mal auf die Waage zu stellen oder Ihren Bauchumfang zu messen und das Ergebnis einzugeben. Hierbei können Sie Ihre eigenen Graphen sehen und beurteilen, ob Sie auf dem richtigen Weg sind. Das ist ein gutes Beispiel für eine konstruktive Zusammenarbeit zwischen dem eigenen und dem externen Kortex.

Beispiele für einen externen Kortex sind auch Websites, die Ratschläge für eine gute Ernährung geben und Essensvorschläge unterbreiten. Das Internet ist voll davon. Denken Sie nur an Einkaufslisten, Rezepte und Portionen mit Angabe des Kalorien- und Nährstoffwerts.

In Kapitel 3.3 erfahren Sie mehr über das digitale Begleitprogramm zu diesem Buch und finden weitere Informationen zu unserer Website www. hausofhamster.com.

Wertvolle Kontakte

Ein weiteres Beispiel für einen externen Kortex könnte ein Trainer oder eine Gruppe sein. Jemand, mit dem man einen Termin vereinbart, um sich zu bewegen. Einen solchen Termin, den man vielleicht schon im Voraus bezahlt hat, sagt man nicht so leicht ab wie eine bloße Verabredung mit sich selbst (»Morgen fange ich *echt* an, Sport zu treiben«). Ein guter Trainer motiviert Sie und wird Ihnen auch erklären, wie Sie die Übungen richtig ausführen sollen. Der Effekt wird größer sein als bei den Übungen, die Sie sich selbst im Internet suchen und nachmachen. Natürlich hat das auch Nachteile, beispielsweise die Kosten.

Zweifellos gibt es in Ihrem Umfeld noch mehr nützliche Personen, die die Funktion eines externen Kortex übernehmen und Ihnen bei Ihrem Abnehmprozess behilflich sein können:

Der Hausarzt: zur Beurteilung Ihres allgemeinen Gesundheitszustandes, unter anderem durch die Bestimmung von Blutzuckerwerten, Cholesterin und Blutdruck. Ihr Arzt kann beurteilen, ob Sie die richtigen Medikamente einnehmen, ob diese noch notwendig sind und ob sie das Hungergefühl oder die Gewichtszunahme beeinflussen, auch wenn sie von ihrer Wirkung her gar nicht zur Gewichtszunahme gedacht sind.

Der Physiotherapeut: um festzustellen, ob es Einschränkungen für ein gesundes Bewegungsmuster gibt, und um gegebenenfalls einen Behandlungsplan mit Ihnen zu erstellen.

Der Diätassistent: um Ihre aktuelle Ernährung einmal intensiv unter die Lupe zu nehmen. Welche Lebensmittel kommen in Ihrem derzeitigen Speiseplan überdurchschnittlich häufig vor? Welche sind wünschenswert und sollten weiter gegessen werden? Und welche sollte man besser weglassen und/oder ersetzen?

Der Psychologe, Coach oder Therapeut: weil es gut ist, hin und wieder die eigene Situation zu besprechen. Bei der Überprüfung dauerhafter – und vielleicht nicht besonders konstruktiver Muster – kann man manchmal Unterstützung gebrauchen. Oder beim Kanalisieren von Gefühlen, Verhaltensweisen und Süchten. Bei all diesen Bemühungen könnte Ihnen ein Psychologe oder Coach, oder wer auch immer Ihnen als Berater sinnvoll erscheint, von großem Wert sein.

Das Risiko der Alarmmüdigkeit

Überkommt Sie allein schon beim Lesen dieser Liste nützlicher externer Kortexe eine gewisse Müdigkeit? Dann sind Sie damit nicht allein. Vielleicht sind ein Handy oder eine Smartwatch, die Ihnen – zusätzlich zu Ihrer Freisprechanlage, Ihrem Domotik- und Ihrem Navigationssystem – alle Viertelstunde per Piep- oder Klingelton mitteilen, was Sie noch tun oder lassen sollten, das Letzte, was Sie brauchen. Das kann den begreiflichen Effekt nach sich ziehen, dass Sie die Benachrichtigung ignorieren oder einfach ausschalten.

Es ist daher ganz entscheidend, dass die Benachrichtigungen wohldosiert sind und Ihnen wirklich etwas bringen. Außerdem ist es zu Anfang Ihres Abnehmprozesses sehr sinnvoll, eine App miteinzubeziehen, alle Apps auf Ihrem Smartphone durchzusehen und zu überlegen, welcher Sie erlauben, Ihnen Nachrichten zu senden. Sie werden womöglich feststellen, dass Sie sehr gut ohne die Nachrichten des Spiels *Candy Crush Saga* in Ihrem Alltag auskommen. Im Idealfall meldet sich der externe Kortex weder zu selten noch zu häufig. Und dann möglichst auch noch in einer Form, die Sie in diesem Moment als angenehm empfinden. Die Sie also nicht nervt, behindert, bevormundet oder unter Druck setzt, wenn Sie diese Einlassung gerade mal nicht gebrauchen können.

Die technische Revolution!

Es liegt auf der Hand, dass Ihnen bestimmte Personen aufgrund ihres Berufes eine Hilfe sein können. Ebenso wie ein Smartphone mit einer Kalorien-App und einem Schrittzähler. Aber es gibt noch mehr Dinge auf dem Markt, die Sie unterstützen können.

Im Blick zu behalten, wie viel Sie sich bewegen, ist eine Sache, aber Sie müssen natürlich auch in die Gänge kommen. Sich zu bewegen, fällt manchen Menschen leichter als anderen. Das mag mit dem Beruf zu tun haben, aber auch damit, wie viel Lust man dazu hat. Es gibt eine große Auswahl an Apps, die zu Sport und Bewegung motivieren. Manche kosten etwas, andere nicht. Es gibt ein breites Spektrum von kurzen, wenige Minuten dauernden Workouts bis zu umfangreichen Trainingsprogrammen. Sowohl für zu Hause als auch für den Arbeitsplatz oder das Fitnessstudio.

Weitere Parameter, die durch digitale Hilfsmittel verbessert werden können, sind zum Beispiel das Schlafmuster und der Tag-Nacht-Rhythmus und die Entspannungsfähigkeit.

Der externe Kortex im Verhältnis zu den anderen (Hirn-) Arealen

Ebenso wie die drei zuvor beschriebenen Areale funktioniert auch der externe Kortex nicht isoliert und ist damit kein Ersatz für eines der anderen. Er ist vielmehr Teil eines Zusammenspiels, bei dem er die anderen Areale unterstützt. Ihr präfrontaler Kortex wird dabei unterstützt, sich darauf zu fokussieren, an den sorgfältig getroffenen Entscheidungen festzuhalten. Eine App kann Sie zum Beispiel darüber informieren, wie viel Sie an einem Tag gegessen haben. Sie kann Ihnen auch sagen, ob es klug ist, kurz vor dem Abendessen noch eine Schale Cashewnüsse zu verspeisen.

Das limbische System erfährt Unterstützung beim Aufrechterhalten eines guten Gefühls, beispielsweise durch die zusätzliche Motivation, die es aus einem Gespräch mit einem Coach oder Psychologen zieht. Das Kompliment des Partners kann ebenfalls ein

Gefühl von Wohlbefinden und Stolz bestärken. Außerdem kann die eigene Einsatzbereitschaft durch die Ermutigung eines Personal Trainers befördert werden. Das limbische System kann auch Kraft aus der Betrachtung der Gewichts- oder Bauchumfangsgrafik in einer App schöpfen, in der die eigenen Daten und Fortschritte dokumentiert und bewertet werden. Dabei kann die stetige, so langsam wie sichere Reduzierung der grafisch abgebildeten Werte zeigen, dass Sie auf dem richtigen Weg sind.

Der Hypothalamus kann dadurch Verstärkung bekommen, dass der Tag-Nacht-Rhythmus optimal funktioniert und ein tiefer, qualitativ guter Schlaf ermöglicht wird. Und auf die Dauer kann er sogar dabei unterstützt werden, Grundfunktionen wie Herzschlag und Blutdruck zu registrieren und zu beurteilen, oder darin, auf ein aufkommendes Hungergefühl zu reagieren.

Der externe Kortex zeigt wahrscheinlich am besten, wo die alten Möglichkeiten – Information, Bücher, einfaches Messen – und all die neuen Möglichkeiten – Smartphone, App, Big Data und künstliche Intelligenz – auf effektive Weise zusammenarbeiten und sich gegenseitig optimal bestärken, damit Sie Ihr Ziel erreichen: dauerhaft und auf gesunde Weise Gewicht zu verlieren.

Danny der Weltmeister und der externe Kortex

Einmal in der Sendereihe aufgenommen, wurden die Teilnehmer von einem fast rund um die Uhr bereitstehenden Team aus Trainern, Diätassistenten, Psychologen und einem prominenten Moderator betreut. Und nicht zu vergessen einem Publikum, das im Studio und in den sozialen Medien mitfieberte. Stärker als dieses Umfeld kann ein externer Kortex wahrscheinlich nicht sein.

Doch was passierte in der Zeit nach den Aufnahmen, nach den Übertragungen und nach dem Finale? Vielleicht gab es noch ein paar Interviews, ein paar aufmunternde Worte auf Instagram zu den Fotos vom neuen Körper und neuen Leben. Vielleicht sagte jemand noch, wie sehr ihn Dannys Geschichte dazu inspiriert habe, es selbst auch auszuprobieren. Doch als das Studiolicht ausging, waren der Moderator, das Produktionsteam und die ständigen Aufmunterungen nicht mehr da. Mit anderen Worten: Der externe Kortex wurde immer schwächer und die Kandidaten waren wieder viel stärker auf sich allein gestellt. Mit einem abgelenkten präfrontalen Kortex, der sich wieder auf die Arbeit konzentrieren musste, und mit einem vor Wut rasenden Hamster im Kopf.

Kernpunkte dieses Kapitels:

» Der externe Kortex befindet sich außerhalb des Körpers und kann viele Formen annehmen. Er kann sowohl eine Person als auch ein Gegenstand oder eine App sein.

» Es ist wichtig, dass Sie die Form eines externen Kortex nutzen, die zu Ihnen passt.

» Der externe Kortex ist eine Ergänzung zu Ihrer eigenen Motivation und ist nutzlos, wenn Ihr eigener Kortex nicht hinter der Sache steht, ja mehr noch, wenn er nicht selbst die Initiative ergriffen hat. Das nennen wir eine intrinsische Motivation oder eine Motivation, die in erster Linie aus einem selbst kommt.

» Der externe Kortex kann ein sehr starker zusätzlicher Motivator sein, ein Inspirator und ein Ermutiger in schwierigen Zeiten. Oder auch in Momenten, in denen Sie unter Druck stehen, abgelenkt und vergesslich sind.

Teil II:
Einfluss auf das Zusammenspiel nehmen

2.1

VON UNBEWUSST ZU BEWUSST

EINE TRIPLE-THERAPIE
Akzeptieren, korrigieren und nutzen

Wenn man etwas lernen oder sich eine Fertigkeit zu eigen machen will, muss man normalerweise etwas dafür tun. Man muss Zeit, Aufmerksamkeit und Übung investieren. Das Wissen oder die Fertigkeit kommen dann oft allmählich, in Schritten oder kleinen Schrittchen. In der medizinischen Ausbildung verwendet man, wenn es um die Aneignung von Wissen oder Fertigkeiten geht, oft folgendes Schema: unbewusst inkompetent / bewusst inkompetent / bewusst kompetent / unbewusst kompetent.

Unbewusst inkompetent bedeutet, dass man nicht weiß, dass man etwas nicht weiß. Im Krankenhaus ist das die Zeit, in der man noch nichts selbstständig tun darf. Man darf zuschauen, neugierig werden und sich motivieren lassen. Es ist auch das Stadium, in dem man am wenigsten Halt und Kontrolle hat, weil man nicht weiß, dass man sie haben könnte. *Bewusst inkompetent* bedeutet, dass man jetzt sehr wohl weiß, dass man etwas nicht weiß. Das gibt einem die Möglichkeit, gezielt etwas gegen dieses Nichtwissen zu unternehmen. Man kann zum Beispiel mehr darüber lesen, um seine Kenntnisse zu erweitern, oder man kann eine bestimmte Handlung oder Fertigkeit unter Anleitung erlernen. *Bewusst kompetent*: Jetzt nimmt das Ganze Fahrt auf; man weiß oder kann jetzt etwas und ist in der Lage, eine Aufgabe mit voller Konzentration und Aufmerksamkeit gut zu bewältigen. Und diese Aufmerksamkeit braucht man auch wirklich dazu. Letztendlich erreicht man das Stadium *unbewusst kompetent*: Man arbeitet jetzt auf einem so hohen Niveau, dass man bestimmte Aufgaben automatisch erledigen kann. Sie sind zur Routine geworden. Diese letzte Phase gibt es natürlich auch in anderen Berufen oder bei anderen Tätigkeiten. Oft erlebt man diese Phase als etwas Angenehmes, als einen Flow oder eine leicht von der Hand gehende Routine. Ein gutes Beispiel dafür ist das Autofahren. Kurz nachdem man den Führerschein gemacht hat, ist man noch bewusst kompetent; man sitzt vielleicht sogar noch ein wenig angespannt hinter dem Lenkrad. Aber nach 100 000 gefahrenen Kilometern fährt man unbewusst kompetent und entspannt lange Strecken auf der Autobahn.

Dieses Schema lässt sich auch auf den Prozess nachhaltiger Gewichtsabnahme anwenden. Bevor Sie mit der Lektüre dieses Buches begonnen haben, hatten Sie sich sehr wahrscheinlich noch nie eingehend mit der Funktionsweise des Hypothalamus befasst, und Sie wussten vielleicht auch nicht, was es mit dem präfrontalen Kortex auf sich hat. Womöglich waren Sie sich darüber im Klaren, dass eine Crash-Diät, bei der man sehr schnell viel Gewicht verliert, ziemlicher Unfug ist. Es könnte jedoch sein, dass Sie nicht genau wussten, warum das so ist. In dieser Hinsicht waren Sie also unbewusst inkompetent. Und unbewusst inkompetent zu sein, bedeutet, dass Sie keine Kontrolle über den Prozess haben, in dem Sie sich befinden, sondern dass Ihnen die Dinge widerfahren. Dabei ist es doch gerade wünschenswert, dass Sie die Kontrolle über diesen Prozess haben, damit Sie sich besser fokussieren können. Das lässt sich oft an den Essgewohnheiten von Menschen ablesen. Selbst wenn man sich nicht fokussiert oder keine Vorstellung davon hat, was den eigenen Essgewohnheiten zugrunde liegt, kann das natürlich gut gehen, solange man unbewusst die richtigen Entscheidungen darüber trifft, was und wie viel man isst. Wenn es die Situation jedoch erfordert, dass man etwas unternimmt – beispielsweise weil man übergewichtig ist oder die eigene Gesundheit gefährdet ist –, dann ist gut zu wissen, was man tut und was man tun sollte. Um auf diese Weise Kontrolle gewinnen und sich fokussieren zu können. Natürlich wäre es schön, auch in Bezug auf Essgewohnheiten an den Punkt zu gelangen, an dem man unbewusst kompetent ist, damit sich eine angenehme Routine einstellt. Lassen Sie sich nicht davon abschrecken, dass es bis dahin ein langer Weg ist. Das liegt nicht an Ihnen, es hat schlicht und einfach damit zu tun, dass es lange dauert, bis Ihr Körper und Ihr Gehirn Dinge wie »Abnehmen« und »Gewichthalten« als Routine erleben. Das erste Ziel wird also darin bestehen, den Status der bewussten Kompetenz zu erreichen, was schon ein Schritt in die richtige Richtung ist.

Ein gutes Verständnis von den Eigenschaften der Netzwerke in unserem Gehirn zu haben, ist hierfür ziemlich nützlich. Denn das wird Ihnen helfen, besser zu erkennen, was in Ihrem Körper und Ihrem Gehirn vor sich geht, sodass Sie die entsprechenden Reaktionen besser antizipieren können und über das Handwerkszeug verfügen, mit diesen Reaktionen umzugehen.

Seine Hirnareale hat man nun einmal. Daran lässt sich nichts ändern. Man hat sie natürlich aus bestimmten Gründen und alle haben ihre jeweils eigenen wichtigen Funktionen. Was für uns in Bezug auf den Prozess der dauerhaften Gewichtsabnahme wichtig ist, ist die Frage, wie wir mit diesen Hirnarealen umgehen. Wie wir sie zu unserem Vorteil einsetzen und ihre mögliche Gegenwehr reduzieren können. Jedes Areal hat seine speziellen Verhaltensweisen und erfordert ein spezielles Vorgehen: Was bei dem einen funktionieren kann, kann bei dem anderen völlig wirkungslos sein.

Nehmen Sie beispielsweise den Hypothalamus: Ihr Hamster hat eine wesentliche Aufgabe, er ist darauf ausgerichtet, Sie am Leben zu erhalten. Diese Aufgabe nimmt er sehr ernst, ohne sich davon ablenken zu lassen. Er sammelt die notwendigen Informationen dazu aus dem Körper; eigentlich ist er ziemlich »einfach« gestrickt, dabei aber sehr stabil. Seine Stärke liegt außerdem darin, dass er mehrere Aufgaben gleichzeitig erledigen kann. Das müssen wir alle akzeptieren. Es liegt an uns, ihn nicht unnötig zu verstimmen, denn das wird auf Dauer nicht gut gehen. Ansonsten können wir ihn ein klein wenig im Zaum halten und manchmal sogar leicht in die Irre führen. Wir können ihm beispielsweise den Eindruck vermitteln, dass wir sehr viel essen, obwohl wir das in Wahrheit gar nicht tun.

Und dann ist da noch der präfrontale Kortex: Er kann komplexe Aufgaben bewältigen, indem er große Gruppen von Gehirnzellen dazu bringt, sich gleichzeitig auf dieselbe Aufgabe zu konzentrieren. Ihn hinters Licht führen zu wollen, macht allerdings keinen Sinn. Weil kontinuierliche Fokussierung zu den heiklen Punkten des präfrontalen Kortex gehört, müssen wir ihn immer wieder bei der Stange halten und nötigenfalls korrigieren und neu ausrichten. Wir müssen dem Kortex also helfen, sich an seine Aufgabe zu erinnern, die richtigen Entscheidungen zu treffen und sein Veto gegen Versuchungen einzulegen.

Zu guter Letzt kann Sie das limbische System unterstützen. Machen Sie sich das zunutze. Lassen Sie sich vom limbischen System helfen, neue, sinnvolle Routinen zu verinnerlichen. Und lassen Sie sich von ihm helfen, Ihre Umgebung zu nutzen.

Im Idealfall befinden sich die Hirnareale in einem guten Gleichgewicht, sowohl mit ihren jeweils eigenen Aufgaben als auch miteinander und mit der Umgebung. Ihr Netzwerk – Ihr Gehirn, Ihr Nervensystem und Ihr restlicher Körper – funktioniert dabei optimal im Zusammenspiel mit allem, was Sie umgibt.

Der Ansatz, der diesem Buch zugrunde liegt, zielt darauf ab, dieses gesamte Netzwerk, zu dem auch die drei genannten Hirnareale gehören, im Gleichgewicht zu halten. Die strukturelle Betrachtung dieser drei Areale mit ihren jeweiligen Eigenschaften und Besonderheiten erfolgt daher auch auf dreifache Weise, in Form einer sogenannten *Triple-Therapie.* »Im Gleichgewicht sein« ist hierbei ein Schlüsselbegriff. Sich bewusst mit dem Essen zu befassen, ist etwas anderes, als dies obsessiv zu tun, was zweifellos keine gute Sache ist. Sich bewusst, oder vielleicht sogar achtsam, mit Ihrem Essen zu befassen, gibt Ihrem Gehirn auf verschiedene Weise die Rückmeldung, dass Sie genügend Energie erhalten. Ihr präfrontaler Kortex »weiß« es. Ihr Hamster »nimmt es wahr«. Und Ihr limbisches System »fühlt« es und ist dann ebenfalls zufrieden.

Kernpunkte dieses Kapitels:

» Versuchen Sie, von der unbewussten auf die bewusste Ebene zu gelangen.

» Der Hypothalamus: Akzeptieren Sie, dass es den Hamster gibt, und machen Sie ihn nicht wütend.

» Trainieren Sie den präfrontalen Kortex darin, zu planen und den Fokus beizubehalten.

» Das limbische System: Lassen Sie sich von Ihrem sozialen Umfeld dabei helfen, neue Routinen zu entwickeln.

2.2

AUF DEN HYPOTHALAMUS EINWIRKEN

Ihr Hamster ist zufrieden, solange sein – also Ihr – Reservevorrat erhalten bleibt. Er wacht darüber, dass der Vorrat auf keinen Fall ab-, sondern eher noch ein wenig zunimmt. Bei Ihrem Hypothalamus muss sich dafür das Gefühl der Sättigung einstellen, sowohl nach als auch zwischen den Mahlzeiten. Seine Informationen über den Ernährungszustand Ihres Körpers erhält er von vielen verschiedenen Messpunkten: Er misst den Zucker, das Fett und die Hormone im Blut. Die Hormone kommen unter anderem aus dem Magen, dem Darm und dem Fettgewebe. Dabei empfängt der Hypothalamus auch Signale vom Nervensystem, zum Beispiel über die Dehnung des Magens und des Darms und die Speicherung oder Verbrennung von Energie in der Leber und im Fettgewebe. Diese Informationen stammen aus vielen Quellen und speisen sich aus vielen verschiedenen Messungen, daher sind sie sehr zuverlässig.

Neben den Informationen über den längerfristigen Ernährungszustand werden auch Signale während der Nahrungsaufnahme übermittelt, die anzeigen, ob man genug gegessen hat. Wenn Sie diese Signale registrieren, können Sie sie verstärken und so den gleichen Sättigungsgrad mit einer geringeren Menge an Nahrung erreichen. Dazu gibt es kurzfristige Möglichkeiten, zum Beispiel im Verlauf einer Mahlzeit, die verlässlich funktionieren. Längerfristig will der Hypothalamus jedoch eigentlich immer mehr Nahrung und mehr Reserven horten. Was das angeht, ist es also notwendig, seinem Bestreben über einen längeren Zeitraum zu widerstehen, indem Sie sich fokussieren und passende Routinen entwickeln.

Der Hypothalamus reagiert darauf, was seiner Ansicht nach im Körper geschieht, dazu misst er alles ganz genau, was mit Energie im Körper in Zusammenhang steht. Aber neben den erwähnten Messungen ist der Hypothalamus auch an der Einschätzung des Kalorienwertes der eingehenden Mahlzeiten oder Snacks beteiligt. Und genau das kann man sich zunutze machen, indem man ihm suggeriert, dass Nahrung aufgenommen wird oder im Körper ankommt.

DER LANGE WEG ZUM SÄTTIGUNGSGEFÜHL
Wie Ihr Hamster zufrieden wird und bleibt

Auch der Prozess der Sättigung verläuft über viele verschiedene Bahnen von Hormonen und Nervenreizen, die alle an der Verarbeitung der Nahrung beteiligt sind. Diese Verarbeitung beginnt schon, bevor die Nahrung den Darm erreicht. Sogar schon lange davor. Sie beginnt bereits in dem Moment, in dem Sie darüber nachdenken, was Sie essen wollen oder heute Abend kochen werden. Sie erstellen eine Einkaufsliste. Sie gehen in den Laden und schauen sich das Angebot an Lebensmitteln an. Sie nehmen eine Zucchini oder einen Blumenkohl in die Hand und schätzen ab, wie viele Personen davon satt werden könnten. Hierbei sind schon Bereiche in Ihrem Gehirn damit beschäftigt, sich auf das Kommende vorzubereiten. Anschließend bereiten Sie das Essen vor, schneiden die Zutaten zurecht und kochen es, würzen es und schmecken es ab. Sie riechen es und sehen es. Viele Menschen kennen die Wirkung, den der Geruch von Essen auf ihren Körper hat. Ihr Körper wird gewissenmaßen aktiviert. Manchmal im positiven Sinn (wenn Ihnen das Wasser im Mund zusammenläuft), manchmal im negativen Sinn (wenn Sie ein bestimmter Geruch anekelt). Sie geben das Essen auf Ihren Teller, entweder schon in der Küche oder erst am Tisch. Und je nachdem, wie voll Ihr Teller aussieht, entsteht bei Ihnen schon jetzt der Eindruck, dass Sie davon satt werden oder nicht.

Während der Mahlzeit selbst kauen Sie das Essen. Manchmal lange, zum Beispiel weil es die Struktur des Essens verlangt oder weil Sie bewusst hinschmecken wollen. Manchmal nur kurz, weil Sie hungrig oder in Eile sind. Auch das Kauen gibt Informationen an Ihr Gehirn weiter. Genauso wie die Füllung des Magens und des Darms nach dem Hinunterschlucken der Nahrung.

Wenn Sie sich alle hier beschriebenen Schritte anschauen, können Sie sich vorstellen, dass hier ein anderer Prozess abläuft, als das beim Essen eines »Menüs« in einem Fast-Food-Restaurant an der Autobahn der Fall ist. Dort ist Ihre Wahl oft impulsiv, Ihre Einschätzung der Nahrung ist begrenzt und hauptsächlich visuell. Wahrscheinlich ist Ihnen auch schon aufgefallen, dass es dort oft keine Lebensmittel gibt, die Sie lange kauen müssen. Und auch wenn Sie danach schnell ein Völlegefühl haben, werden Sie wenige Stunden später wieder Hunger verspüren. Das ist ebenso bemerkenswert wie misslich, wenn man bedenkt, dass ein gewöhnliches mittelgroßes »Menü« mit Softdrink zwischen 1100 und 1500 Kilokalorien hat. Mit anderen Worten, es enthält mehr als halb so viele Kalorien, wie ein erwachsener Mann (2500 kcal) oder eine erwachsene Frau (2000 kcal) im Durchschnitt pro Tag benötigt.

Gerade diese Frage, unter welchen Bedingungen man satt wird oder nicht, können Sie zu Ihrem Vorteil nutzen, wenn es darum geht, Ihren Hamster bei guter Laune zu halten. Damit können Sie ganz bewusst spielen.

Die Sättigung entsteht also zu einem großen Teil über Antizipation: »Ich weiß, was ich essen werde, und davon werde ich satt werden«, über die Sinne: »Ich fühlte, rieche und sehe das Essen«, über das Mundgefühl, über die Magenfüllung und schließlich auch über die Füllung des Darms sowie über die Ausschüttung von entsprechenden Hormonen und über die Nervensignale.

All diese Feedbackschleifen können Sie verstärken. Sie können im Voraus sehr klar kalkulieren, dass Sie genug essen werden, was hilft, ein eventuell schlummerndes Hungergefühl mit Ihrem Verstand zu bezwingen. Sie können das Sättigungsgefühl über Ihre Augen verstärken, indem Sie sich Ihr Essen bewusst anschauen, aber auch indem Sie kleine Teller verwenden, da diese optisch voller wirken. Wenn Sie Ihren Teller dann auch noch mit Lebensmitteln, die einen niedrigen Kalorienwert haben, »voller« machen, verstärkt dies den Effekt eines Sättigungsgefühls. Ein großer Berg Gemüse mit vielen Ballaststoffen ist in diesem Fall ein guter Anfang (sehen Sie dazu den Kasten zur *Nahrung für einen glücklichen Hamster*). Dadurch haben Sie auch mehr zu kauen und einen volleren, gedehnteren Magen mit einem entsprechend stärkeren Sättigungsgefühl. Natürlich trifft diese Abfolge von Handlungen am ehesten auf die Person in einem Haushalt zu, die einkauft und kocht. Aber auch für den Rest der Familie (zum Beispiel die Kinder) ist es hilfreich, bei diesen Tätigkeiten einbezogen zu werden und so eine Gewohnheit für ihr späteres Leben zu entwickeln: die Gewohnheit, bewusst mit Essen und Mahlzeiten umzugehen.

Wie sieht das Ganze in der Praxis aus?

Sie erstellen einen Essensplan, für jeden Tag und vielleicht auch schon für die ganze Woche. Auf diese Weise können Sie den einfachen Sachverhalt antizipieren, dass Sie Nahrung zu sich nehmen werden. Am besten besorgen Sie die Lebensmittel selbst in einem Laden. Sie wählen sie bewusst aus, wiegen sie in der Hand, riechen daran und schätzen ab, wie viel Sie für die Personenzahl am Esstisch brauchen. Sie kochen selbst. Sie waschen die Zutaten, schneiden sie und geben sie in einen Topf oder eine Pfanne. Auch während dieses Prozesses sehen und riechen Sie, was Sie da tun, das heißt, viele Ihrer Sinne sind an dieser Tätigkeit beteiligt. Wenn das Essen fast fertig ist, decken Sie den Tisch, damit Sie für einen bewussten Essensmoment bereit sind. Sie nehmen keine allzu großen Teller und geben die Speisen in der Küche auf, die Töpfe oder Schüsseln kommen nicht auf den Tisch. Während der Mahlzeit ist kein Bildschirm aktiv. Es liegt kein Telefon neben dem Teller und es läuft kein Fernseher im Hintergrund. Sie sehen Ihr Essen, riechen es und schmecken es. Sie kauen bewusst, achten auf die Struktur und den Geschmack. Sie versuchen, den jeweiligen Geschmack der verwendeten Produkte zu erkennen. Sie essen nicht hastig, Sie nehmen sich Zeit.

Nahrung für einen glücklichen Hamster (und für den Rest)

Unter einem glücklichen Hamster verstehen wir einen Hypothalamus, der am Ende einer Mahlzeit und in den Stunden danach zufrieden ist. Mit anderen Worten: der sich ausreichend gesättigt fühlt.

Nun ist es relativ einfach, diese Sättigung mit einer Menge Kalorien zu erreichen, aber das ist natürlich nicht das, worauf dieses Buch und diese Methode abzielen. Deshalb teilen wir hier einige Überlegungen mit Ihnen, die dazu dienen können, auf verantwortungsbewusste und gesunde Weise ein nachhaltiges Sättigungsgefühl zu erzielen.

Denken Sie hierbei jedoch daran, dass Ihr Hamster auf lange Sicht immer noch protestieren wird, wenn Sie zu schnell abnehmen. Wir haben darüber ja bereits gesprochen. An dieser

Stelle hier geht es daher selbstverständlich auch um die Stunden zwischen den verschiedenen Mahlzeiten.

Füllung mit Ballaststoffen

Ballaststoffe sind Stoffe, die im Darm nicht verdaut werden. Sie können gut Wasser aufnehmen und vergrößern so das Volumen in Ihrem Darm. Abgesehen davon, dass man sich dadurch mit dem Stuhlgang leichter tut, tragen Ballaststoffe auch zum Sättigungsgefühl bei, ohne selbst Energie zu liefern. Sie geben unserem Körper und Gehirn also Signale, dass wir genug gegessen haben, was es leichter macht, mit dem Essen aufzuhören. Ballaststoffe finden sich in Vollkornprodukten, Hülsenfrüchten und in Obst.

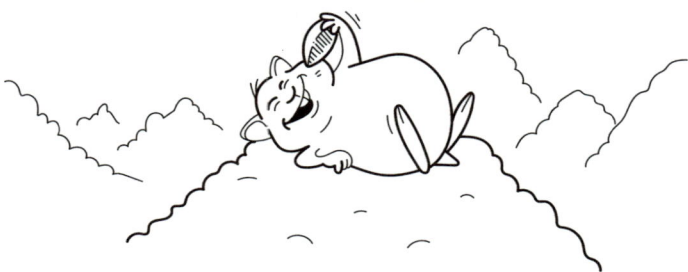

Pflanzen statt Tiere

Obst und Gemüse sind nicht nur lecker und gesund, sondern auch ideal, um dauerhaft abzunehmen. Sie liefern oft nur wenig Energie, sind aber ein guter Beitrag zur Sättigung, denn sie füllen den Magen und haben viele Ballaststoffe.

Stellen Sie sich folgendes Bild vor: Sie haben zwei Teller. Auf dem einen liegt eine Frikadelle von 150 Gramm. Das entspricht 345 kcal. Auf dem anderen Teller liegen 200 Gramm gekochte Kartoffeln, 200 Gramm grüne Bohnen und 125 Gramm gebratene Champignons. Sie haben 200, 70 und 75 kcal. Alles in allem sind das ebenfalls 345 kcal. Abgesehen davon, wie viel Lust Sie vielleicht gerade auf eine Frikadelle haben, werden Sie sich gewiss vorstellen können, dass sich Ihr Magen mit gut 500 Gramm pflanzlichen Produkten voller anfühlen wird als mit der einen Frikadelle. Viele Gemüsesorten und andere pflanzliche Lebensmittel wie Hülsenfrüchte und Karotten haben diesen Effekt. Sie sind daher auch als Snacks für zwischendurch sehr gute Alternativen zu manch ungesunder Nascherei.

Außerdem enthalten vegetarische Gerichte in der Regel weniger Kalorien als Fleischgerichte:

Lasagne bolognese enthält etwa 125–140 kcal pro 100 Gramm, vegetarische Lasagne 100–110 kcal.

Chili con Carne (mit Fleisch) hat etwa 100–120 kcal pro 100 Gramm, Chili sin Carne (ohne Fleisch) 85–100 kcal.

Sie sollten allerdings nicht dem Irrglauben verfallen, dass vegetarisches Essen per se kalorienarm ist, denn auch Sahne, Käse und Pommes frites enthalten eine Menge Kalorien.

IHR STOFFWECHSEL UND CRASH-DIÄTEN
Wütende Hamster kommen immer wieder zurück

Ihr Mobiltelefon verbraucht Energie. Wenn Sie es intensiv nutzen, wird die Batterie schnell leer sein. Aber auch im Stand-by-Modus verbraucht Ihr Mobiltelefon Strom, sodass der Akku ebenfalls nach einiger Zeit leer ist. Von diesem Phänomen ist schon so manch einer böse überrascht worden, wenn er sein Handy nach längerer Zeit in der Tasche wieder hervorgeholt hat und den eigentlich dringenden Anruf nicht tätigen konnte.

Bewegung bedeutet Energieverbrauch. Dies gilt auch für unseren Körper. Doch auch wenn wir unseren Körper gerade nicht aktiv bewegen, hat er einen Grundverbrauch. Wir verbrennen also bereits Kalorien, ohne auch nur einen Schritt zu machen. Diese Verbrennung im Ruhemodus bekommen wir als Geschenk, weil in unserem Körper alle möglichen Prozesse ablaufen, für die wir selbst nichts tun müssen. Denken Sie zum Beispiel an die Hirnaktivität, den Herzschlag, die Darmprozesse, die Verdauung, den Wärmehaushalt und die ständige Zellteilung in unserem Körper. All diese Prozesse kosten Energie. Und das Einzige, was wir dafür tun müssen, ist, weiter zu atmen und ab und zu etwas zu essen. Der Grundverbrauch unseres Körpers macht mit durchschnittlich ca. 60–80 Prozent den größten Teil unseres täglichen Energiebedarfs aus. Dieser Grundverbrauch wird, wie bereits erwähnt, als Ruhestoffwechsel oder Grundumsatz bezeichnet.

Es wäre sehr nützlich, genau zu wissen, wie hoch unser Ruhestoffwechsel ist. Denn wenn wir dann noch genau bestimmen könnten, wie viel wir mit bestimmten Aktivitäten/Anstrengungen verbrauchen, hätten wir einen genauen Überblick über das was wir pro Tag verbrennen. Und sollte unsere Nahrungsaufnahme etwas darunterliegen, würden wir aufgrund der sich ergebenden negativen Energiebilanz abnehmen.

Leider ist es in der Praxis schwierig, den Energieverbrauch genau zu bestimmen. Seit über einem Jahrhundert wird versucht, unseren Energieverbrauch abzuschätzen und in Formeln zu fassen. Alle dieser Formeln sind umstritten, weil sie in der Praxis nicht sehr präzise sind.

Eines der Probleme bei der Berechnung des Ruhestoffwechsels besteht darin, dass er von viel mehr Faktoren abhängt, als in den Formeln berücksichtigt werden. Diese Faktoren hängen mit dem Alter, dem Geschlecht, der Körpergröße, den Genen, mit Krankheiten und vielem anderen zusammen. Ein weiteres Problem liegt darin, dass der Ruhestoffwechsel nicht immer gleich ist. Und schon gar nicht bei Menschen, die in kurzer Zeit viel Gewicht verlieren. Wenn wir kurz auf die Sendung *The Biggest Loser* zurückblicken, dann ist das auch dort gut zu erkennen. Das Problem des abgesenkten Ruhestoffwechsels hat man in einer großen Studie mit den Teilnehmern dieser Sendung untersucht und die Resultate in einem Artikel in der Fachzeitschrift *Obesity* veröffentlicht. Dieser Artikel bildete wiederum die Grundlage für den Artikel der *New York Times* über Danny Cahill, den Sieger dieser Sendung.

Die Studie, an der 14 der 16 Teilnehmer aus der achten Staffel teilgenommen hatten, ergab, dass die Teilnehmer im Durchschnitt wieder 70 Prozent der während der Sendereihe verlorenen Kilos (durchschnittlich mehr als 58 Kilo pro Teilnehmer) in den folgenden sechs Jahren zugenommen haben. Wie die Wissenschaftler erklärten, bestand das große Problem für die Teilnehmer darin, dass mit dem Gewichtsverlust eine drastische Senkung ihres Ruhestoffwechsels einherging. Aber auch nachdem sie zugenommen hatten, blieb ihr Stoffwechsel niedriger als vorher. Deshalb verbrauchten die Teilnehmer in Ruhe weit weniger Kalorien als andere gleich schwere Personen, die nie zu- oder abgenommen hatten. Und da der Ruhestoffwechsel den größten Teil dessen ausmacht, was wir an einem Tag verbrennen, bedeutet das, dass sie mit weniger Kalorien mehr Gewicht zulegten als Menschen, die keine Diät gemacht hatten.

Was beeinflusst Ihren Ruhestoffwechsel noch?

Schnelles Abnehmen senkt also Ihren Ruhestoffwechsel. Aber was beeinflusst ihn sonst noch? Eine Studie von Alexandra Johnstone und anderen konnte zeigen, dass die fettfreie Masse, in Englisch *the fat-freemass*, als wichtigster Faktor für die Höhe des Ruhestoffwechsels gilt. Diese fettfreie Masse wird unter anderem von Ihren Organen, Knochen, Muskeln und Ihrem Bindegewebe gebildet, also eben nicht vom Fettgewebe. Je größer diese Masse ist, desto mehr verbrennen Sie im Ruhezustand und desto höher ist Ihr Ruhestoffwechsel.

Die Menge, die Sie zusätzlich an Fettgewebe haben, spielt auch noch eine Rolle, ebenso wie Ihr Lebensalter. Der Ruhestoffwechsel nimmt im Alter etwas ab. Für einen großen Teil der Faktoren, die den Ruhestoffwechsel beeinflussen, haben die Forscher jedoch noch keine Erklärung, wenngleich es dazu einige Theorien gibt. Zum Beispiel die Theorie, dass dabei die Größe des Gehirns oder die Dimensionen anderer Organe eine Rolle spielen. Es ist zu hoffen, dass wir in Zukunft mehr darüber erfahren werden.

Aber nicht nur der abgesenkte Ruhestoffwechsel trägt zum Problem der unerwünschten Gewichtszunahme nach schnellem Abnehmen bei. Auch wenn wir aktiv sind, verbrennt unser Körper nach einer Gewichtsabnahme weniger. Das ist logisch, denn nun hat er ja weniger Kilos zu tragen. Gehen Sie mal mit einem 15 Kilo schweren Rucksack spazieren, dann spüren Sie den Unterschied. Auch Ihre Muskelmasse wird beim Abnehmen etwas weniger, wenn Sie sonst nichts ändern, zum Beispiel mehr Sport treiben.

Neben dem Stoffwechsel gibt es noch weitere Faktoren, die am erneuten Zunehmen beteiligt sind. Hormone, die am Hunger- und Sättigungsgefühl beteiligt sind, pegeln sich nach einem schnellen Gewichtsverlust auf ein anderes Gleichgewicht ein als vorher. Dabei verringern sich die Hormone, die ein Sättigungsgefühl vermitteln, und die Hormone, die ein Hungergefühl vermitteln, erhöhen sich. Dieses verstärkte Hungergefühl wird von Menschen, die eine Diät machen oder reichlich Gewicht verloren haben, oft als sehr unangenehm empfunden.

Der Hypothalamus ist nicht nur an der Steuerung dieser Hormone beteiligt, sondern tut auch alles in seiner Macht Stehende, um Ihre Konzentration aufs Essen zu steigern. Auch das sollten viele Menschen aus eigenem Erleben kennen. Sie sind auf dem richtigen Weg, aber plötzlich sehen Sie überall leckeres, fettes, süßes, kalorienreiches Essen, das sich Ihnen förmlich aufdrängt. Solange Sie sich dessen bewusst sind, können Sie Ihren präfrontalen Kortex dazu nutzen, Sie davon abzuhalten, es sich tatsächlich in den Mund zu stopfen. Doch wenn Sie sich nicht besonders darauf fokussieren, ist das Risiko, dass Sie kapitulieren, groß.

Frühere Teilnehmer an der Abnehmshow berichten auch, dass sie sich nach der Sendereihe viel weniger bewegt haben. Was nicht überraschend ist, wenn man bedenkt, dass sie viele Stunden täglich trainiert hatten. Da die meisten von ihnen irgendwann wieder zur Arbeit gehen mussten, hatten sie einfach nicht mehr die Zeit, dieses Training fortzuführen. In weniger extremer Form beobachtet man das auch öfter bei Menschen, die einen ersten Versuch starten abzunehmen. Sie essen viel weniger und treiben viel Sport. Die Frage ist jedoch, ob dies dauerhaft umsetzbar und realistisch ist. Oft verlieren sie nach einer Weile die Fokussierung, besonders wenn sie ein bestimmtes angepeiltes Gewicht erreicht haben. Man sieht dann oft, dass der Fokus bei einem niedrigeren Ruhestoffwechsel abnimmt und sie wieder weniger Sport treiben.

Kurz gesagt, es gibt vielerlei Gründe, warum Menschen, die stark abgenommen haben, wieder zunehmen. Man sollte sich vor allem klar darüber sein, dass zu schnelles und zu starkes Abnehmen nicht funktioniert. Ihr Körper, Ihr Gehirn und besonders der Hypothalamus werden das einfach nicht akzeptieren und alles in ihrer Macht Stehende tun, um den Gewichtsverlust rückgängig zu machen. Oder wie Dr. Michael Schwartz von der University of Washington so schön sagte: *»Your body will fight back for years.«* Mit anderen Worten: Wütende Hamster kommen immer zurück.

Wir wissen heute über das Abnehmen, dass es unabdingbar ist, dabei langsam vorzugehen; schließlich hat man ja auch Jahre damit

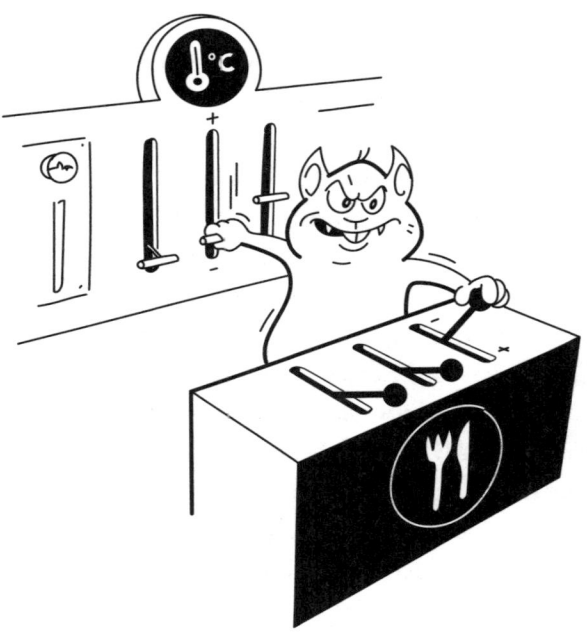

zugebracht, Übergewicht oder Adipositas zu bekommen. Die zwei Kilo, die man über Weihnachten zugenommen hat, kann man noch einigermaßen ungestraft in kürzerer Zeit runterschaffen. Aber die hartnäckigen Kilos, die man sich über viele Monate oder Jahre nach und nach zugelegt hat, müssen auch langsam wieder reduziert werden. Das entspricht ganz der Homöostase, die größere Schwankungen soweit wie möglich vermeiden will. Nur so kann man seinem Hypothalamus die Chance geben, sich langsam an die Gewichtsabnahme zu gewöhnen, und verhindern, dass der wütende Hamster alle Bemühungen sabotiert. Außerdem gibt man damit dem limbischen System die Zeit, die es braucht, um neue Gewohnheiten und Routinen zu etablieren. Dazu später mehr.

In der Praxis gehen wir davon aus, dass das empfehlenswerte Tempo der Gewichtsabnahme bei maximal etwa 200 Gramm pro Woche liegt. Dies mag vielleicht entmutigend erscheinen, da man das Ergebnis nach zwei Wochen nicht direkt im Spiegel sieht. Auch dem Umfeld fällt es vielleicht nicht sofort auf, wenn man nach dem ersten Monat 600 Gramm leichter ist. Doch machen Sie sich klar, dass Sie bei diesem Abnehmtempo in einem Jahr immerhin ca. zehn Kilo verlieren. Das sieht man dann durchaus.

Mit der »Hamster im Kopf«-Methode erreichen Sie dieses Ziel, indem Sie Ihren Lebensstil in kleinen Schritten so verändern, dass eine leicht negative Energiebilanz entsteht. Und zwar indem Sie etwas weniger essen – öfter Dinge essen, die Ihren Hamster zufriedenstellen – und sich etwas mehr bewegen als zuvor. Der Vorteil von alldem ist, dass Ihr Hamster/Hypothalamus nicht in Panik geraten wird, Ihr Hungergefühl um einiges geringer ist als bei einer Crash-Diät und es viel realistischer ist, dies über einen längeren Zeitraum durchzuhalten. Dafür ist es natürlich wichtig, den Fokus beizubehalten. Auch dabei werden wir Ihnen helfen.

DIE BIOLOGISCHE UHR IN IHREM HYPOTHALAMUS
Warum es wichtig ist, in einem festen Rhythmus zu schlafen, zu essen und Sport zu treiben

In den nachfolgenden Kapiteln werden wir darauf eingehen, warum es wichtig ist, einen regelmäßigen oder besser gesagt festen Rhythmus zu haben, damit Körper und Gehirn gut funktionieren. Warum es wichtig ist zu schlafen, wenn der Körper danach verlangt. Und wie essenziell es ist, zur richtigen Zeit zu essen und nicht dann, wenn der Körper dazu eigentlich nicht bereit ist. Und es geht auch darum, wie Bewegung Ihnen auf mehrere Weisen helfen kann, Ihre Ziele zu erreichen.

Fast jeder hat wohl schon einmal von dem Begriff der »biologischen Uhr« gehört. Oft in Zusammenhang mit Frauen, die einen Kinderwunsch haben. Es heißt, dass die biologische Uhr ab einem bestimmten Alter lauter zu ticken beginnt. Aber was macht diese Uhr? Und wo befindet sie sich? Und geht es bei ihr wirklich um den Kinderwunsch?

Um mit der letzten Frage zu beginnen: Ja, in gewissem Sinne spielt die biologische Uhr beim Kinderwunsch, in Bezug auf Fruchtbarkeit und Fortpflanzung, eine Rolle. Um die zweite Frage zu beantworten: Sie befindet sich – wie Sie vielleicht schon erraten haben – im Hypothalamus, dem großen Koordinator der für uns entscheidenden Funktionen. Um genau zu sein, an der Unterseite des Hypothalamus. Direkt über dem Punkt, an dem sich die beiden Sehnerven kreuzen, bevor sie weiter ins Gehirn laufen. Der offizielle Name der zentralen biologischen Uhr lautet *suprachiasmatischer Nukleus* (SCN).

Die biologische Uhr hat einen eigenen, unabhängigen Rhythmus mit einem Zyklus von ungefähr 24 Stunden. Sie empfängt aller-

dings auch Licht über die Netzhaut unserer Augen und synchro-
nisiert mithilfe dieses Lichts ihren eigenen Rhythmus mit dem
Tag-Nacht-Rhythmus unserer Umgebung. Diese Synchronisation
der Rhythmen wird über Hormone und das Nervensystem an alle
möglichen Organe und Prozesse in unserem Körper weitergege-
ben. Viele dieser Organe und Gewebestrukturen haben auch noch
eine eigene biologische Uhr. Es ist sehr wichtig, dass all diese Prozesse koordiniert ablaufen. Diese Koordination steht mit den unterschiedlichen Bedürfnissen unseres Körpers zu verschiedenen
Zeiten in Verbindung, dem Bedürfnis nach Bewegung und Ruhe
ebenso wie dem Bedürfnis nach Essen und Verdauen. Der Rhythmus kann leicht durch unser Verhalten gestört werden. Denken Sie
nur an den Jetlag, den Sie bei einem langen Flug über verschiedene Zeitzonen hinweg verspüren. Oder das Zombiegefühl, das sich
nach einer Nachtschicht oder einer durchzechten Partynacht einstellt. Manche Menschen spüren es schon, wenn die Uhr wegen der
Sommer- und Winterzeit um eine Stunde umgestellt wird. Die biologische Uhr wird aber nicht nur vom Licht beeinflusst, sondern
auch von allen möglichen Handlungen, die mit Wachsein oder
Schlafen in Zusammenhang stehen, wie Bewegung und Essen. In
unserer heutigen Gesellschaft, die in dieser Hinsicht ganz anders
organisiert ist, als dies noch vor 50 Jahren der Fall war, achten wir
viel weniger auf unsere biologische Uhr und verursachen damit
eine Störung unseres Rhythmus. Beispiele dafür sind das sich bis
spät in die Abendstunden hinziehende Arbeiten mit dem Smartphone oder am Computer oder auch das Essen zu unregelmäßi-
gen Zeiten. Der Nachteil dabei ist, dass viele Prozesse im Körper
empfindlich auf Störungen des Schlaf-Wach-Rhythmus reagieren,
der durch die biologische Uhr vorgegeben wird. Ein Teil dieser Prozesse wirkt sich auf unseren Stoffwechsel, unsere Verdauung und

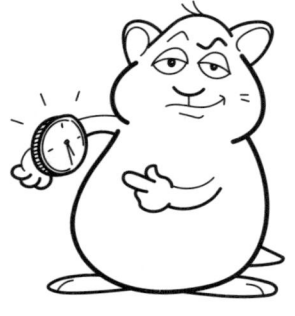

die Verarbeitung von Nahrung sowie eine gute Nachtruhe aus. Wenn die Dauer und der Rhythmus des Schlafes gestört sind, kann das beispielsweise dazu führen, dass der Zucker aus der Nahrung nicht verbrannt, sondern in Form von Fettgewebe gespeichert wird. Es wird immer deutlicher, dass Störungen und Krankheiten wie Adipositas und Diabetes, aber beispielsweise auch Depressionen mit der Störung des Rhythmus der biologischen Uhr zusammenhängen und vielleicht sogar teilweise davon verursacht werden.

Bewegung in einem festen Rhythmus

An körperlicher Bewegung mangelte es unseren Vorfahren, den Jägern und Sammlern, nicht. Sie mussten hinter Tieren herjagen, um sie zu fangen, oder vor ihnen weglaufen, um nicht selbst zur Beute zu werden. Sie legten beträchtliche Strecken zurück, um Wasser oder essbare Pflanzen zu finden. Und wahrscheinlich taten sie all das vor allem tagsüber, kaum dass sie aufgewacht waren. Das verhält sich heute, zumindest in der westlichen Welt, ganz anders. Lebensmittel sind immer und überall verfügbar, und die körperlichen Anstrengungen, die wir leisten müssen, haben sich in den letzten Jahrzehnten beträchtlich verringert.

Aber sich zu bewegen, bedeutet nicht nur, Energie zu verbrennen. Bewegung gibt unserem Körper und unserem Gehirn auch Feedback. Bewegung vermittelt uns, dass Energie verbraucht und freigesetzt werden muss. Dieser Informationsaustausch findet im Zusammenspiel zwischen Hormonen, dem autonomen Nervensystem und dem Hypothalamus statt. Auf diese Weise wird deutlich, was zu tun ist: *fight-or-flight* oder *rest and digest*. Dies verstärkt die korrekte Aktivität der biologischen Uhr.

Bewegung wirkt sich auch auf das Hungergefühl aus. Bewegt man sich in einer Situation, in der man Hunger bekommt, denkt der Hamster, man sei auf der Suche nach Futter, und hält eine Weile still. Wenn Sie diesen »Trick« kennen, können Sie vermeiden, dem Hunger nachzugeben und ständig zu naschen.

Und nicht zuletzt kann Bewegung zu einer erhöhten Verbrennung beitragen. Hierbei ist natürlich wichtig, die eigene Bewegungsmenge nicht überschätzen und sich dann mit zusätzlichem Essen zu »belohnen«. Sie werden schnell herausfinden, dass zwanzig Minuten auf dem Laufband kein Ersatz für zwei Bierchen und ein Schüsselchen Chips sind.

Schlafen in einem festen Rhythmus

Der Schlaf ist die Phase, in der der Körper zur Ruhe kommt. Außerdem ist Schlaf ein lohnendes Thema für Gespräche und Klagen, in der Familie oder an der Kaffeemaschine am Arbeitsplatz. Schlafmangel kann für einige eine totale Katastrophe bedeuten, sie fühlen sich, als wären sie von einem Güterzug überrollt worden. Das Thema wird auch des Öfteren in Filmen in Szene gesetzt, etwa wenn – wie im Film *Insomnia* mit Al Pacino – die Hauptfigur unter Schlaflosigkeit leidet. Mit einem geringen Schlafmaß wird auch gern mal angegeben: »Ich brauche nur drei Stunden Schlaf pro Nacht!« Über Letzteres schrieb Bregje Hofstede in der Zeitschrift *Vrij Nederland* einen Artikel, in dem sie einige große Angeber Revue passieren ließ. Vom fiktiven Frank Underwood aus *House of Cards* bis hin zum weniger fiktiven Donald Trump. Trump schrieb 1987, dass er nur sechs Stunden Schlaf pro Nacht brauche. In einem seiner späteren Bücher aus dem Jahr 2004 waren es nur noch vier. Zuletzt, im Jahr 2007, verbrachte er offenbar noch weniger Stunden im Bett, gemessen an seinem Schlafbedarf von nur drei Stunden pro Nacht. Auch andere Berühmtheiten wie Napoleon, Winston Churchill und Angela Merkel hatten oder haben nach eigener Aussage mit drei bis sechs Stunden Schlaf genug. Dieser Stolz über das eigene geringe Schlafbedürfnis lässt sich durch die Jahrhunderte hindurch in vielen Texten finden. Doch es gibt auch gegenteilige Stimmen von nicht weniger berühmten Personen: Jeff Bezos von Amazon, Bill Gates von Microsoft und die Moderatorin Ellen DeGeneres. Sie alle geben an, acht Stunden pro Nacht zu schlafen. Und vielleicht ist das gar keine so schlechte Idee.

Wenn man schläft, tut man nichts. Wenn man wach ist, verbraucht man daher mehr Energie. Kann man daraus schlussfolgern, dass es, wenn man abnehmen will, günstiger ist, möglichst lange wach zu bleiben? Die Antwort lautet: Nein. Es stimmt zwar, dass man in der Zeit, in der man wach ist, etwas mehr Energie verbraucht als in der Zeit, in der man schläft. Aber wenn es um den Energiehaushalt geht, spielen auch andere Faktoren eine Rolle.

Im Laufe der vergangenen 50 Jahre hat sich unsere Schlafenszeit schrittweise verringert. Das liegt an unserer heutigen Lebensweise. Wir fliegen häufiger um die Welt, machen mehr Nachtschichten als früher und arbeiten, feiern oder gamen bis spät in die Nacht.

In der gleichen Zeit hat sich in der westlichen Welt auch eine Epidemie von Übergewicht und Adipositas entwickelt. Gibt es einen Zusammenhang zwischen weniger Schlaf und einer Gewichtszunahme? Eine wissenschaftliche Hypothese besagt, dass wir schwerer geworden sind, weil wir weniger schlafen. Es gibt Belege dafür, dass wenig Schlaf und ein gestörter Rhythmus der biologischen Uhr mit Adipositas und Typ-2-Diabetes in Zusammenhang stehen.

Dafür hat man eine Reihe von Erklärungen gefunden. Wenn man länger wach ist, hat man zum Beispiel mehr Zeit zu essen. Dies lässt sich tatsächlich bei Menschen beobachten, die an wissenschaftlichen Studien über die Wechselwirkungen zwischen Schlaf und Übergewicht teilnehmen. Die zusätzlich aufgenommenen Kalorien überwiegen im Durchschnitt die Kalorien, die durch ein längeres Wachsein verbrannt werden.

Außerdem kommt es bei kürzerem Schlaf zu einer Veränderung der Hormone, die mit Appetit und Sättigung zusammenhängen. In Experimenten hat sich gezeigt, dass die Hormone, die den Appetit anregen, mehr werden und die Hormone, die ein Sättigungsgefühl erzeugen, weniger. Aber auch die Sensibilität des Hypothalamus ist reduziert, was die Sättigungssignale betrifft, die von Hormonen und Nerven eingehen. Zudem werden bei Schlafmangel Hirnareale stimuliert, die in Verbindung mit den Belohnungsarealen stehen, die auch beim Essen aktiv sind. Diese Areale vermitteln uns ein gutes Gefühl, wenn wir mehr essen, genauer gesagt wenn wir mehr kalorienreiche Nahrung zu uns nehmen. Menschen, deren Nachtruhe durch spätes Arbeiten, lange Reisen oder eine Partynacht gestört ist, kennen diesen nächtlichen Hunger. Dabei spielt es auch eine Rolle, dass der gesunde Menschenverstand, der präfrontale Kortex, der die Nahrungsaufnahme normalerweise hemmt, nicht besonders wach und konzentriert ist, wenn man sich weniger ausgeruht und fit fühlt.

Eine weitere Erklärung macht geltend, dass man weniger Energie hat, um sich zu bewegen, wenn man müde ist. Man wird dann eher dazu tendieren, mit dem Auto zur Arbeit zu fahren als mit dem Fahrrad. Oder auf der Couch abzuhängen und sich eine Serie anzuschauen, statt Sport zu treiben. Die meisten von uns werden dieses Phänomen wohl gut aus ihrem eigenen Alltag kennen …

Gerade ging es um eine Gewichtszunahme, wenn man zu wenig Schlaf bekommt. Aber gilt das auch umgekehrt? Verliert man an Gewicht, wenn man länger schläft? Darüber gibt es bisher nur wenige Untersuchungen. Es ist noch zu früh, um einen Slogan wie »Schlaf dich schlank!« in die Welt zu setzen. Gleichwohl lässt sich sagen, dass eine gute Nachtruhe positive Effekte hat, auch in Bezug auf das Abnehmen. Es ist allerdings darauf hinzuweisen, dass dies nur für einen natürlichen Nachtschlaf gilt; also ohne Medikamente, die einem helfen, länger zu schlafen. Denn Schlafmittel können im Gegenteil zu einer Zunahme des Körpergewichts führen.

Schlafen in einem Rhythmus liefert der biologischen Uhr wesentliche Informationen. »In einem Rhythmus« bedeutet, dass man genügend Stunden schläft – was von Mensch zu Mensch unterschiedlich lange sein kann –, und zwar zu einer Zeit, in der der Körper es am meisten braucht. Das ist vor allem in den Nachtstunden der Fall, wenn es dunkel ist. Schlafen in einem Rhythmus steht auch im Einklang mit anderen wichtigen Funktionen, die nach dem Rhythmus der biologischen Uhr ablaufen. Wie das Verdauen und Verarbeiten der Nahrung.

Im dritten Teil dieses Buches werden wir genauer auf die Möglichkeiten zur Verbesserung Ihres Schlafes eingehen. In unserer heutigen Welt geht es hauptsächlich darum, im Umfeld des Schlafengehens möglichst Ruhe zu schaffen. Was bedeutet, am Abend so

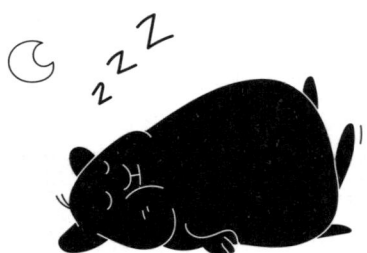

wenig wie möglich zu arbeiten, zu gamen oder vor dem Computer zu sitzen. Auch der Verzicht auf Alkohol hat einen positiven Einfluss auf die Dauer und Qualität des Schlafes.

BEWEGUNG IST GUT, MEHR BEWEGUNG IST BESSER

Erwachsene und Senioren

Mäßige oder sehr intensive Anstrengung mindestens **150 Minuten** wöchentlich verteilt über mehrere Tage

Muskel- und knochenkräftigende Aktivitäten (für Senioren einschließlich Gleichgewichtsübungen) mindestens **2x** wöchentlich

Und: **häufiges Stillsitzen vermeiden**

Kinder

Mäßige oder sehr intensive Anstrengung mindestens **1 Stunde** täglich

Muskel- und knochenkräftigende Aktivitäten mindestens **3 x** wöchentlich

Und: **häufiges Stillsitzen vermeiden**

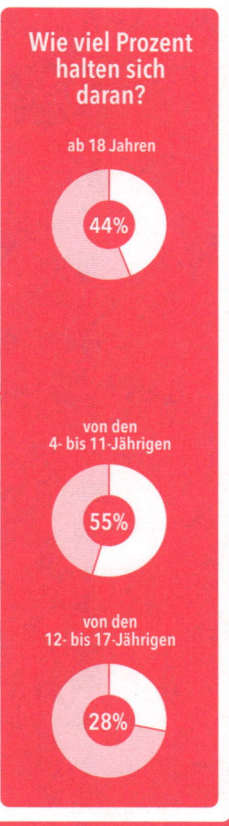

Wie viel Prozent halten sich daran?

ab 18 Jahren

44%

von den 4- bis 11-Jährigen

55%

von den 12- bis 17-Jährigen

28%

Mit Bewegung zu beginnen, bringt den größten gesundheitlichen Nutzen.

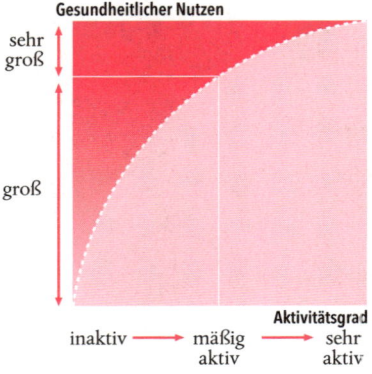

Gesundheitlicher Nutzen

sehr groß

groß

inaktiv → mäßig aktiv → sehr aktiv

Aktivitätsgrad

Aktivitätsformen wirken auf:

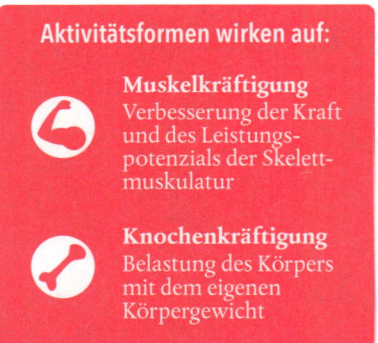

Muskelkräftigung
Verbesserung der Kraft und des Leistungspotenzials der Skelettmuskulatur

Knochenkräftigung
Belastung des Körpers mit dem eigenen Körpergewicht

Intensität der Bewegung

Je höher die Intensität, desto höher sind Herzschlag, Atmung und Energieverbrauch.

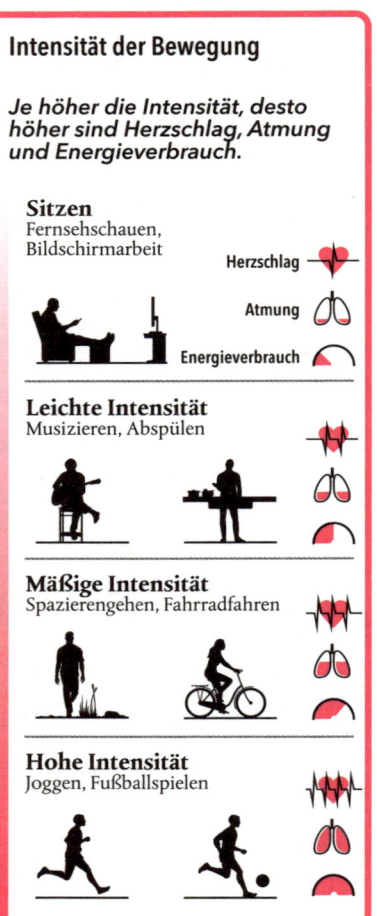

Sitzen
Fernsehschauen, Bildschirmarbeit

Herzschlag

Atmung

Energieverbrauch

Leichte Intensität
Musizieren, Abspülen

Mäßige Intensität
Spazierengehen, Fahrradfahren

Hohe Intensität
Joggen, Fußballspielen

82

Sich bewegen, um zu verbrennen

Unser Körper hat einen Ruhestoffwechsel, der große Mengen an Energie verbraucht, ohne dass wir auch nur einen Schritt machen. Die meisten von uns liegen jedoch nicht den ganzen Tag still im Bett. Daher beeinflusst ihre körperliche Aktivität die Gesamtenergiemenge, die sie an einem Tag verbrauchen, maßgeblich. Eine Möglichkeit, dies in einer Zahl auszudrücken, ist der sogenannte PAL-Wert. Er steht für *Physical Activity Level*, für das Niveau der körperlichen Aktivität. Der PAL-Wert ist eine Zahl, mit der der Ruhestoffwechsel des Körpers multipliziert wird, um einen Schätzwert für den täglichen Energieverbrauch zu erhalten. Diese Zahl liegt zwischen 1,2, wenn man seine Zeit im Bett verbringt, und 2,4 bei sehr schwerer Arbeit und intensivem Sport. Die folgende Tabelle zeigt den PAL-Wert bei unterschiedlichen Lebensweisen.

Lebensweise	PAL-Wert
Bettlägerig sein (nicht in der Lage, das Bett zu verlassen, zum Beispiel aufgrund von Krankheit, Schwäche oder Behinderung)	1,2
Arbeit im Sitzen ohne Bewegungsmöglichkeit und wenig oder keine anstrengenden Freizeitaktivitäten	1,4-1,5
Arbeit im Sitzen mit Bewegungsmöglichkeit, aber wenig oder keine anstrengenden Freizeitaktivitäten	1,6-1,7
Arbeit im Stehen	1.8-1,9
Sehr aktive Freizeitgestaltung	2,0-2,4

Sie sehen, dass der Wert schon bei einer geringen Aktivitätssteigerung höher wird. Diese Steigerung könnte darin bestehen, zu Fuß oder mit dem Fahrrad den Weg zur Arbeit zurückzulegen, mehr Treppen zu steigen, überhaupt mehr zu Fuß zu gehen oder mit dem Fahrrad zu fahren, seine Einkäufe selbst zu erledigen, statt sie sich liefern zu lassen, und so weiter.

All die hier aufgezählten Aktivitäten stehen in Einklang mit der Bundeszentrale für gesundheitliche Aufklärung, die dem Bundesministerium für Gesundheit angehört. Diese Empfehlungen sind in den »Nationalen Empfehlungen für Bewegung und Bewegungsförderung« enthalten.

Kurz gesagt, das Gesundheitsministerium weist darauf hin, dass Bewegung gut ist und mehr Bewegung besser. Dies gilt für alle Altersgruppen. Erwachsenen wird empfohlen, mindestens zweieinhalb Stunden pro Woche mäßig intensiv Sport zu treiben, etwa spazieren zu gehen oder Rad zu fahren. Es ist gut, dabei Übungen zu machen, die sowohl auf Ausdauer als auch auf Kraft ausgerichtet sind. Dadurch wird das Risiko für chronische Krankheiten wie Diabetes, Herz-Kreislauf-Erkrankungen und Depressionen reduziert. Sie müssen also nicht zwingend viermal pro Woche ins Fitnessstudio gehen oder Ihre Runden im Park drehen, wenn Sie es wirklich hassen. Die Bundeszentrale für gesundheitliche Aufklärung spricht dabei von einer kontinuierlichen Lebensgewohnheit. Ihre Empfehlungen sind eine Mindestrichtlinie, um Menschen, die nicht besonders aktiv sind, zu motivieren, sich zu bewegen. Wenn Sie die Anforderungen dieser Richtlinie bereits erfüllen, kann mehr Bewegung einen zusätzlichen Gesundheitsgewinn verschaffen.

Diese Empfehlungen gehen in die gleiche Richtung wie ein Übersichtsartikel der *Washington Post* mit dem Titel »Clean the house, live longer?« In diesem Artikel geht es um zwei aktuelle Studien, die ebenfalls auf den positiven Zusammenhang zwischen Bewegung und Gesundheit hinweisen. Die Studien zeigen, was schon eine kleine Steigerung der Bewegung für den Einzelnen bewirkt. Die erste Studie wurde von Wissenschaftlern der Harvard University durchgeführt. Sie gaben 16 000 amerikanischen Teilnehmern einen *Accelerometer* – ein Gerät zur Aufzeichnung von Bewegungen – und sammelten ihre Daten über zwei Jahre. In einer anderen Studie gaben schwedische Wissenschaftler des Karolinska-Instituts 851 Personen ein ähnliches Gerät. Sie wurden 14,2 Jahre lang begleitet. In der einen Studie wurde also eine sehr große Gruppe über einen relativ kurzen Zeitraum beobachtet, in der anderen eine relativ kleine Gruppe über einen viel längeren Zeitraum. Obwohl sich die Studien leicht unterschieden, kamen beide zu ähnlichen Ergebnissen. Es erwies sich, dass eine Steigerung der körperlichen Aktivität einen großen Einfluss auf die Gesundheit hat. An diesen Studien ist besonders hervorzuheben, dass die Aktivität wirklich gemessen und nicht von den Beteiligten selbst geschätzt wurde. Denn diese Werte sind weniger zuverlässig.

Was verbraucht man ungefähr bei Bewegung und sportlicher Aktivität?

Nachfolgend ein paar Aktivitäten und die entsprechenden Kalorien, die dabei ungefähr verbrannt werden. Diese Zahlen sind Schätzungen. Die tatsächliche Verbrennung hängt von Faktoren wie Alter, Gewicht, Geschlecht und so weiter ab.
Spazierengehen: 210 kcal pro Stunde
Radfahren: 350 kcal pro Stunde
Schwimmen: 380 kcal pro Stunde
Joggen: 700 kcal pro Stunde
Radsport: 850 kcal pro Stunde
Wie Sie sehen, kann ein langer Spaziergang fast so viel verbrennen wie eine halbe Stunde Joggen.

Es empfiehlt sich, seine Aktivitäten und körperliche Bewegung während der allmählichen Gewichtsreduktion zu protokollieren. Das ist unter anderem mithilfe von Apps möglich, die mit dem Bewegungsmesser des Smartphones verbunden sind, oder mithilfe anderer digitaler Produkte wie Smartwatches oder sonstiger Bewegungsmesser. Wie in den erwähnten Studien ist es auch für Sie selbst wichtig, sich ein realistisches Bild von dem zu verschaffen, was Sie tatsächlich tun. Leider neigen wir häufig dazu, unsere guten Verhaltensweisen zu überschätzen und unsere schlechten zu unterschätzen.

Neben der Erfassung Ihrer Aktivitäten – und damit indirekt Ihrer Verbrennung – ist es auch ratsam, sich eine Bewegungsroutine anzueignen, die Sie realistischerweise dauerhaft durchhalten können. Wenn Sie sie beibehalten, kann das Vorteile haben. In einem anderen wissenschaftlichen Artikel, der ebenfalls den Teilnehmern von *The Biggest Loser* gewidmet war, haben die Autoren dargelegt, dass die Gruppe, die täglich körperlich am aktivsten war, ihr reduziertes Gewicht am besten halten konnte. Das entsprach auch dem Tenor früherer Artikel. Was wir aber von derselben Gruppe wissen, ist, wie schwierig es war, das Niveau der körperlichen Aktivität, das die Teilnehmer während der Sendereihe an den Tag legten, auch danach beizubehalten. Es ist gut vorstellbar, dass Sie sich aus Begeisterung über Ihr neues Vorhaben und dem Drang, es gleich beim ersten Mal richtig zu machen, zu viel vornehmen und das auf die Dauer nicht durchhalten können. Das konnte man auch bei den Teilnehmern von *The Biggest Loser* sehen. Obwohl sie ihren Kampf gegen die Pfunde enthusiastisch begonnen hatten, erwies es sich nach Ablauf der Staffel als unmöglich, all diese Stunden an Bewegung in ihre »gewöhnlichen« Alltagsroutinen einzubauen. Dafür gab es hauptsächlich zwei zentrale Gründe: Zum einen mussten sie einfach wieder arbeiten gehen, was bedeutete, dass sie nicht mehr so viel Zeit wie während der Staffel – manchmal bis zu sieben Stunden am Tag – für den Sport aufwenden konnten. Zum anderen war ihre nachlassende Bewegungsfreudigkeit sicher auch auf ihre schwindende Fokussierung zurückzuführen. Wenn der eigene präfrontale Kortex jeden Tag von Trainern, dem Publikum und einem Produktionsteam – also einem starken externen Kortex – bestärkt wird, ist das etwas völlig anderes, als wenn man das in den Jahren danach ganz allein machen muss.

Ähnlich wie bei Lebensmitteln, Diäten und Ernährung gibt es auch unzählige Posts, Bücher und Fernsehsendungen über Trainingsmethoden. Die Vorteile von High Intensity Training, Kardiotraining, Boxen, Hot Yoga und so weiter sind in aller Munde. Doch egal, für welche Methode Sie sich entscheiden, wichtig ist nur: Bewegung verbraucht Energie. Und je mehr Sie sich bewegen, umso mehr Energie verbrauchen Sie. Diese Tatsache spiegelt sich auch in großen Studien wider, die zum Thema Bewegung als Mittel zum Abnehmen durchgeführt wurden. Ein Übersichtsartikel der *Cochrane Library*, einer wissenschaftlichen Datenbank, in der große medizinische Studien zusammengefasst und diskutiert werden, kommt zu dem Fazit, dass Sport und Bewegung zur Gewichtsabnahme beitragen können. Vor allem, wenn sie mit einem passenden Essverhalten verbunden sind.

Aber welche Form von Bewegung und Sport sollten wir dann wählen? Der erste Schritt besteht natürlich darin, dass wir uns überhaupt mehr bewegen. Und das, wie bereits erwähnt, auf eine Art und Weise, die wir realistisch durchhalten können. Das zu schaffen, ist schon ein erster Erfolg.

Für den nächsten Schritt können Sie die Forschungsergebnisse nutzen, die sich im Laufe der Jahre angesammelt haben. Ein

Übersichtsartikel in der medizinischen Fachzeitschrift *PLOS ONE* vergleicht verschiedene Arten von Training miteinander: Ausdauertraining, Krafttraining und eine Kombination aus beidem. Im Wesentlichen läuft es darauf hinaus, dass Kardio- beziehungsweise Ausdauertraining für einen Gewichtsverlust und eine Verringerung des Bauchumfangs besser geeignet ist als Krafttraining. Krafttrainings erweisen sich hingegen als günstiger für die Steigerung der fettfreien Masse – vor allem der Muskelmasse. Und diese fettfreie Masse wirkt sich, wie bereits erwähnt, positiv auf Ihren Ruhestoffwechsel aus. Aus dem Übersichtsartikel geht ferner hervor, dass die Kombination aus Kardio- und Krafttraining den größten Effekt auf das Gewicht und die Gesundheit hat. Um langfristig Gewicht zu verlieren und dieses niedrigere Gewicht danach auch zu halten, ist es daher am vorteilhaftesten, Kardio- und Krafttraining miteinander zu kombinieren. Auch andere wissenschaftliche Artikel kommen zu diesem Ergebnis. Das Angebot an Übungen und Trainings ist heutzutage so groß, dass die Chance, dass etwas dabei ist, was Sie anspricht – oder Ihnen zumindest nicht zu sehr widerstrebt –, ziemlich groß ist. Achten Sie darauf, dass Sie in Ihrer Begeisterung und bei all Ihren guten Absichten das Training dennoch so aufbauen, dass es Ihrer Situation angemessen ist – schon um Verletzungen vorzubeugen, da Sie sich sonst ja noch weniger bewegen können.

Ein anderer bekannter Fallstrick beim Abnehmen ist die schwierige Einschätzung unseres Energieverbrauchs. Und die Gewohnheit, dass wir uns für die Anstrengungen, die wir unternommen haben, gern belohnen. Diese Belohnung übertrifft in der Praxis oft den Aufwand, den wir betrieben haben. Kurz, wir überschätzen häufig unsere Anstrengungen und unterschätzen unsere Belohnungen. Nichts Menschliches ist uns fremd.

Um das zu illustrieren, hier eine Aufstellung dessen, was Sie für eine »Belohnung« von zwei Fläschchen Bier und dem Viertel einer Tüte Chips tun müssen: Zwei Flaschen Bier entsprechen zusammen 265 kcal. Eine Vierteltüte Chips (0,25 x 225 Gramm) sind nochmals ungefähr 275 kcal. Das macht zusammen 540 kcal. Um diese Kalorien zu verbrennen, muss ein etwa 80 Kilogramm schwerer Mann 45 Minuten lang kräftig in die Pedale treten. Und das nur, um das Nettoergebnis der Belohnung zu neutralisieren.

Eine halbe Stunde auf dem Crosstrainer bedeutet also nicht unbedingt, dass Sie abnehmen. Es hängt ganz davon ab, wie Sie Ihr Verhalten rund um Ihre sportlichen Aktivitäten gestalten.

Fazit

Bewegung fördert die Gesundheit.

Bewegung kann dabei helfen, eine negative Energiebilanz zu erreichen, was zu einer Gewichtsabnahme führt und dazu, das reduzierte Gewicht beizubehalten.

Wir neigen dazu, unsere Bewegung zu überschätzen.

Wir neigen dazu zu unterschätzen, was wir zu uns nehmen.

Stellen Sie einen realistischen Trainingsplan auf.

Den eigenen PAL-Wert um eine Niveaustufe zu erhöhen, kann einen Unterschied bewirken.

Die Kombination von Kardio- und Krafttraining hat offenbar den günstigsten Effekt auf die Gewichtsabnahme.

Bewegung als Trick gegen das Hungergefühl

Wenn man Menschen, die abnehmen möchten, fragt, was sie am meisten daran stört, lautet ihre Antwort oft: »Hunger!« Hunger ist das Signal, das unser Körper aussendet, wenn er ein Bedürfnis nach Nahrung hat. Dieses Gefühl wird durch einen Reflex des Hypothalamus ausgelöst, der auf Zeiten von Nahrungsknappheit ausgelegt ist. Der Hypothalamus wird immer davon ausgehen, dass auch ein längerer Nahrungsüberfluss nur vorübergehend besteht; egal, wie sehr er in einer Überflussgesellschaft wie der unsrigen damit auch danebenliegt. Wenn Sie das wissen, und wenn Sie sich wirklich bewusst machen, dass Sie mit einer leicht negativen Energiebilanz nicht gefährdet sind, können Sie Ihre Hungergefühle kurzfristig ignorieren oder sogar mithilfe Ihres präfrontalen Kortex außer Kraft setzen. Das wird allerdings nicht immer funktionieren, und schon gar nicht über einen längeren Zeitraum. Aber es gibt noch andere Dinge, die Sie tun können, um Ihren Hunger in Schach zu halten. Wir haben bereits erwähnt, dass kalorienarme Lebensmittel mit vielen Ballaststoffen den Magen gut füllen, sodass man mit ihnen die Zeit bis zur nächsten »richtigen« Mahlzeit gut überbrücken kann.

Und schließlich kann man sich noch eine andere nützliche, uralte Eigenschaft des Hypothalamus zunutze machen. Und zwar das Phänomen, dass das Hungergefühl für eine Weile ausgeschaltet wird, wenn gejagt und gesammelt werden muss. Denn bei der Jagd wäre es ziemlich hinderlich, wenn man von einem knurrenden Magen abgelenkt würde. Dass man auf der Jagd ist, erkennt der Hypothalamus daran, dass man sich bewegt. Wenn Sie also Heißhungerattacken bekommen, können Sie diese, wir haben es schon erwähnt, durch Bewegung unterdrücken. Sie können zum Beispiel mit dem Fahrrad von der Arbeit nach Hause fahren, um den Hunger kurz vor dem Abendessen im Zaum zu halten. Oder Sie gehen bei Ihrer Arbeit ein wenig spazieren, wenn Sie vor einer Essenspause starken Hunger verspüren. Sie können diese Bewegung auch mit kalorienarmer Kost kombinieren. Eine große Portion Rohkost kann hier helfen. Dieses Phänomen ist auch in Studien beschrieben worden und wird dort als *exercised-induced anorexia* (anstrengungsinduzierte Anorexie) bezeichnet. Das sollten Sie allerdings nicht mit einer Anorexia nervosa (einer krankhaften Essstörung beziehungsweise Magersucht) verwechseln. Eine *exercised-induced anorexia* bringt auch den Vorteil mit sich, dass man nach dem Training gewöhnlich nicht mehr isst, um das Training zu kompensieren.

Dieser Trick, Ihrem Hamster zu suggerieren, dass an der Nahrungsbeschaffung gearbeitet wird, funktioniert noch besser, wenn Sie die Momente, in denen das Hungergefühl auftritt, einigermaßen vorhersehen können. Dann können Sie dafür schon im Vorhinein Vorkehrungen treffen.

IHR HYPOTHALAMUS UND STRESS
Stress bringt Sie aus dem Rhythmus

Über den Zusammenhang von Stress und Übergewicht sind mittlerweile viele Artikel geschrieben worden. Oft findet sich darin die folgende Schlussfolgerung: »Stress verursacht Übergewicht und Übergewicht verursacht Stress«. Außerdem wird häufig darauf hingewiesen, dass wir heute in einer Gesellschaft leben, in der es sowohl viel Stress wie auch viele Menschen mit Übergewicht oder Adipositas gibt. Man lässt sich daher schnell dazu verleiten, beides kausal miteinander zu verknüpfen. Das Gleiche gilt für den Zusammenhang zwischen Übergewicht und psychischem Wohlergehen. Dieser Zusammenhang scheint oft in beiden Richtungen zu bestehen: Stress und Niedergeschlagenheit führen zu Adipositas und Adipositas führt zu Stress und Niedergeschlagenheit. Womit man als übergewichtiger Mensch in einem Teufelskreis gelandet wäre. Dennoch gibt es viele Menschen mit Übergewicht oder Adipositas, die überhaupt nicht unglücklich sind. Und nicht jeder Mensch, der bedrückt ist, wird zu dick. Außerdem kennt wohl jeder von uns auch dünne Menschen, die oft gestresst sind.

Wir wollen damit deutlich machen, dass es manchmal wohl einen Zusammenhang zwischen Stress und Übergewicht gibt, dass man damit aber bestimmt nicht alle Ursachen für Übergewicht und Adipositas erfasst hat. Der Nachdruck, der auf diesen Zusammenhang gelegt wird, lässt sich wohl eher auf unser Bedürfnis zurückführen, jeder Störung oder Erkrankung eine einzige, klare Ursache zuzuordnen. Genau das funktioniert bei Übergewicht und Adipositas aber nicht. Essen an sich ist keine Krankheit, sondern ein Grundbedürfnis des Lebens. Daher ist es auch nicht logisch, bei Übergewicht nach einer einzigen Ursache zu suchen. Es ist viel wahrscheinlicher, dass ein Übermaß an Stress einer der vielen Faktoren ist, die bei manchen Menschen zu einem hohen Gewicht beitragen. Wenn man den Fokus nur auf die Gefühle legt, die mit Essen in Zusammenhang stehen, übersieht man die körperlichen Aspekte, insbesondere die Reaktion des Hypothalamus, die dabei ebenfalls eine Rolle spielen.

In früheren Zeiten hatten die Menschen auch Stress. Seine Funktion bestand darin, sie vor gefährlichen Situationen zu warnen und sie zum Handeln zu bewegen. Die daraus resultierenden Handlungen – wie zum Beispiel Kämpfen oder Weglaufen – kosten Energie und werden unter anderem vom Hypothalamus gesteuert. Eine der vielen Reaktionen, die daraus resultieren, ist die Freisetzung von Glukose im Blutkreislauf.

Heute ist ein plötzlich vor uns auftauchendes wildes Tier eher selten die Ursache für Stress. Dennoch reagiert unser Körper noch immer regelmäßig so, als ob wir eines vor uns hätte und zwar mit all den bekannten Symptomen, die eine Stressreaktion für gewöhlich ausmachen. In einem viel beachteten Übersichtsartikel in der Zeitschrift *Annual Review of Psychology* beschreibt die Psychologin Dr. Janet Tomiyama die Mechanismen, durch die Stress zu Übergewicht beiträgt.

Sie nennt vier Aspekte, die das unter dem Einfluss von Stress bewirken können: Denken, Verhalten, Physiologie und Hormone. Diese Aspekte stehen in Beziehung zueinander und verstärken sich manchmal auch gegenseitig. Die Folgen sind zunehmendes Übergewicht oder sogar Adipositas. Was wiederum, Sie ahnen es, zu Stress über das Übergewicht führen kann, wodurch die Reaktion erneut einsetzt.

Der erste beschriebene Aspekt ist das Denkvermögen, es gehört vor allem zur Domäne des präfrontalen Kortex. Das Denkvermögen nutzt man, um Pläne zu schmieden und um zu beurteilen, ob ein bestimmtes Verhalten klug ist. Wenn man entscheidet, dass etwas nicht klug ist, kann man gegen die Neigung, es trotzdem zu tun – zum Beispiel etwas Ungesundes zu essen –, mit dem präfrontalen Kortex ein Veto einlegen. Stress kann diese Selbstbeherrschung untergraben. Damit kann eine wichtige Hemmung gegen impulsives Essen wegfallen.

Diesem Impuls begegnet man auch im Zusammenhang mit dem zweiten Aspekt: dem Verhalten. *Comfort Food*, das sogenannte Trostessen, heißt nicht umsonst so. Unter dem Einfluss von Stress essen die meisten Menschen anders und mehr. Anders zu essen, bedeutet hierbei nicht, dass sie plötzlich anfangen, große Mengen Rohkost und frisches Obst in sich hineinzuschaufeln. Sie greifen gezielt zu fett-, zucker- und kalorienreichen Lebensmitteln. Interessanterweise ist das übrigens nicht nur bei uns Menschen der Fall:

In mehreren Tierversuchen zeigte sich das gleiche Bild. Es ist sehr wahrscheinlich, dass diese Art von Essen Stress und negative Emotionen dämpft und die Belohnungsareale im Gehirn aktiviert.

Zu diesem Verhalten gehört übrigens nicht nur, dass man ungesünder isst. Es hat sich auch gezeigt, dass sich Menschen unter dem Einfluss von Stress weniger bewegen und weniger Sport treiben. Und hier ist noch eine Verhaltensänderung unter Stresseinfluss: Man schläft weniger. Wie wir bereits erwähnt haben, kann zu wenig Schlaf zu einer Gewichtszunahme beitragen. Aus verschiedenen Studien geht auch hervor, dass Stress für eine gute Nachtruhe ein Störfaktor ist.

Der dritte Aspekt, die Physiologie, bezieht sich auf Veränderungen, die unter dem Einfluss von Stress im Zusammenwirken der verschiedenen Organe auftreten. Auch hier spielt der Hypothalamus eine wichtige Rolle. Er steht nämlich am Ausgangspunkt des Zusammenspiels von Hypothalamus, Hypophyse und Nebennieren. Wenn man gestresst ist, sendet er über die Hypophyse Signale an die Nebennieren. Diese produzieren dann das Hormon Cortisol. Cortisol hat im Körper viele Funktionen und gilt auch als Stresshormon. Entsprechend veranlasst es uns dazu, mehr zu essen.

Der letzte Aspekt betrifft die Hormone. Diese hier im Detail zu besprechen, würde zu weit führen. Heute kennen wir allein 600 Hormone, die im Fettgewebe produziert werden. Im Hinblick auf das Zusammenspiel all dieser verschiedenen Hormone, des Nervensystems und der Nahrungsbestandteile wie Zucker und Fett im Blut ist vieles noch nicht geklärt.

Zusammengefasst lässt sich sagen, dass Stress über die oben genannten Aspekte unseren Appetit und unsere Nahrungsauswahl beeinflusst und letztlich zu Übergewicht und Adipositas führen kann. Aber damit ist die Beziehung zwischen Stress und Übergewicht noch nicht vollständig beschrieben. Übergewicht und Adipositas werden in der heutigen westlichen Gesellschaft nicht gerade geschätzt und gepriesen: Im Gegenteil, immer häufiger hört und liest man von Vorurteilen und negativen Reaktionen, denen Menschen mit (vermeintlichem) Übergewicht ausgesetzt sind. Studien zeigen, dass übergewichtige Menschen bei Vorstellungsgesprächen geringere Chancen haben, durchschnittlich weniger verdienen und ein größeres Risiko haben, entlassen zu werden, als schlanke Menschen. Außerdem haben nicht wenige von ihnen ein negatives Selbstbild. Dies hat zur Entstehung von neuen Begriffen wie *Fettscham* oder *FatShaming* geführt. Derartige Reaktionen und Gefühle können durchaus zusätzlichen Stress erzeugen und damit einen Teufelskreis heraufbeschwören.

Da wir nun wissen, dass Stress zu einer Gewichtszunahme führen kann, sollten wir uns der Frage zuwenden, welche Möglichkeiten wir haben, etwas dagegen zu tun. In jüngster Zeit sind Studien dazu erschienen, welches Vorgehen sich am besten eignet, um den Kreislauf von Stress und Übergewicht zu durchbrechen. Stressbedingtes Essverhalten zu verhindern, ist offenbar ziemlich schwierig, weil das Essen von Comfort Food tatsächlich bewirkt, dass wir uns weniger schlecht fühlen. Es ist einfach ein zu wirkungsvolles Mittel. Außerdem handelt es sich bei Comfort Food um Nahrungsmittel, die überall vorhanden und damit leicht zu bekommen sind. Mit anderen Worten: ein kleiner Aufwand mit großer Wirkung.

Doch es gibt einige andere Bereiche, in denen man vielleicht Fortschritte erzielen kann. Wie Studien gezeigt haben, bewegen sich Menschen mit Stress oft weniger und schlafen auch weniger. Wenn man sich dessen bewusst ist, kann man bei diesen Bereichen ansetzen. Zudem gibt es eine Reihe von Programmen zur Förderung von Bewegung und Schlaf.

Schließlich kann man auch versuchen, den Stress selbst, also die Quelle des Ganzen, anzugehen. Das scheint leichter gesagt als getan, aber es lohnt sich auf jeden Fall, sich damit genauer zu befassen.

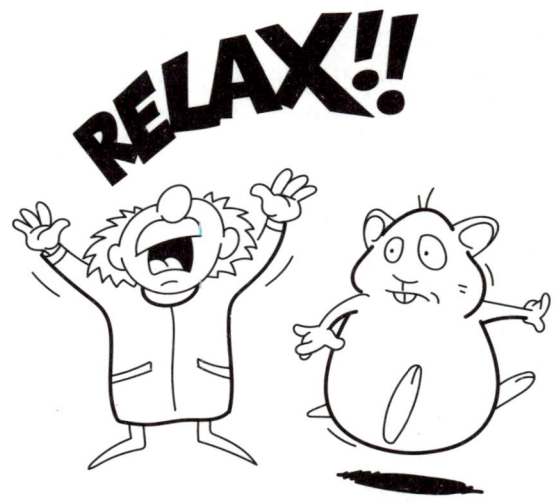

Kernpunkte dieses Kapitels:

» Sie müssen den Hamster zwar akzeptieren, aber Sie können ihn sehr wohl beeinflussen.

» Zu einem Sättigungsgefühl zu gelangen, ist ein langer Weg, der schon mit der Planung einer Mahlzeit beginnt.

» Bei Fast Food entgehen dem Hamster viele Informationen, die er beim Selberkochen erhält.

» Beginnen Sie niemals eine Crash-Diät; wütende Hamster kommen immer wieder zurück.

» Bringen Sie Ihre zentrale biologische Uhr im Hypothalamus in einen gesunden Rhythmus.

2.3.

AUF DEN PRÄFRONTALEN KORTEX EINWIRKEN

GEBRAUCHEN SIE IHREN VERSTAND
Korrigieren durch Lernen

Der Hypothalamus ist im Hirn gut geschützt und abgeschirmt. Das ist auch gut so, denn er erfüllt kontinuierlich lebenswichtige Funktionen, von denen er nicht abgelenkt werden darf. Das bedeutet auch, dass er nicht oder kaum zu verändern ist und auch schwerlich Neues lernen kann. Was die Gewichtsabnahme anbetrifft, kann man dem Hypothalamus beispielsweise nicht vermitteln, dass ein niedrigeres Gewicht manchmal vorteilhafter oder gesünder ist.

Der präfrontale Kortex hingegen lässt sich durch die Aufnahme neuer Informationen beeinflussen. Mit der Aneignung von Wissen und dem Erlernen neuer Fähigkeiten haben wir einen Großteil unserer Kinder- und Jugendzeit verbracht. Man lernt sprechen und lesen; man lernt zuerst von seinen Eltern und später in der Schule und in anderen Ausbildungen. Und auch danach scheint das Leben noch immer ein einziger großer Ort des Lernens zu sein. Man liest die Zeitung, man schaut die Nachrichten, man nimmt sich die Anleitungen von Haushaltsgeräten vor, recherchiert im Internet oder liest historische Bücher. Bei alldem nutzt man aktiv den präfrontalen Kortex – und das zahlt sich aus. Denn dadurch wird man klüger und gewandter darin, sein Gehirn zu gebrauchen. Letzteres ist auch sehr nützlich, wenn man abnehmen möchte. Tatsächlich hat sich herausgestellt, dass es für den Versuch abzunehmen vorteilhaft ist, wenn man regelmäßig sein Gehirn für Dinge wie Lernen, Planen oder die Bewältigung schwieriger Aufgaben einsetzt und dadurch trainiert. Zu beachten ist, darauf haben wir schon hingewiesen, dass regelmäßiges Gehirntraining etwas anderes ist, als einen hohen IQ zu haben oder hochintelligent zu sein. Selbst Menschen mit niedrigerem IQ, die ihr Gehirn regelmäßig fordern, sind, wenn es darum geht, erfolgreich abzunehmen, gegenüber denjenigen im Vorteil, die das nicht tun. Trainieren Sie sich also darin, zu denken und sich zu fokussieren; betrachten Sie das als eine Art »Kortex-Gymnastik«.

Ernährung für Ihren präfrontalen Kortex: die Nachteile von Übergewicht und Adipositas

Warum sollten Sie eigentlich abnehmen? Sie haben nicht das Bedürfnis, auf das Cover von *(Wo-)Men's Health* zu kommen. Sie haben genug Selbstvertrauen, einen reizenden Partner und ein tolles Sexleben. Sie sind nur ein bisschen zu schwer. Was war daran noch mal so verkehrt?

Schauen Sie sich die Hinweise unter: *Was ist zu schwer?* in Kapitel 3.2 an, wenn Sie nach Definitionen für Übergewicht und Adipositas suchen.

Gesundheitsrisiken

Adipositas ist nach dem Rauchen weltweit der zweitgrößte vermeidbare Negativfaktor für die Volksgesundheit. Übergewicht und Adipositas gehen mit einem erhöhten Krankheits- und Sterberisiko einher. Und damit auch mit einem erhöhten Risiko für eine deutlich geringere Lebensqualität. Ohne eine endlose Schreckensliste von Krankheiten und Problemen aufzählen zu wollen, scheint es uns doch nützlich, Ihnen vor

Augen zu führen, mit wie vielen verschiedenen, sehr ernsthaften Risiken wir es hier zu tun haben.

Erhöhtes Risiko eines vorzeitigen Todes

In vielen großen Übersichtsstudien zeigt sich ein deutlicher Zusammenhang zwischen Übergewicht und dem erhöhten Risiko eines vorzeitigen Todes. Dieser Zusammenhang ist bei Übergewicht etwas weniger stark, wenn keine zusätzlichen Erkrankungen wie Diabetes Typ 2, Bluthochdruck und andere Herz-Kreislauf-Erkrankungen hinzukommen. Doch in Kombination mit diesen Erkrankungen ist eine maßgebliche Erhöhung des Sterberisikos von übergewichtigen Menschen zu verzeichnen.

Krankheiten und Leiden

Der Beitrag von Übergewicht und Adipositas zu einer spezifischen Form der Zuckerkrankheit, dem **Diabetes Typ 2**, ist groß und nimmt noch immer stark zu. Und die gesundheitlichen Folgeschäden durch Diabetes können gravierend sein. Herz-Kreislauf-Erkrankungen, Augenschäden bis hin zur Erblindung, Nierenversagen und Dialysepflichtigkeit, Hirninfarkte und schlimme Wunden an Gliedmaßen, die zu Amputationen führen, gehören zu den schwerwiegenden Komplikationen dieser Krankheit. Mehr als 80 Prozent aller Fälle von Diabetes Typ 2 (allein in Deutschland leiden etwa 7,5 Millionen Menschen daran) sind auf Adipositas zurückzuführen. Die gute Nachricht angesichts dieses deutlichen Zusammenhangs besteht darin, dass eine Gewichtsabnahme auch wieder zu einem starken Rückgang von Diabetes Typ 2 führt. Außerdem wissen wir, dass Adipositas das Risiko für

Herz-Kreislauf-Erkrankungen wie Bluthochdruck, Erkrankungen der Herzkranzgefäße, Herzinsuffizienz, Hirninfarkt und Thrombose erhöht. Eine Gewichtsabnahme kann das Risiko, diese Komplikationen zu entwickeln, deutlich reduzieren. Adipositas erhöht außerdem die Zahl derjenigen mit Erkrankungen des **Cholesterinstoffwechsels im Blut**.

Im Laufe der Jahre wurde immer deutlicher, dass Übergewicht und Adipositas in erheblichem Maße zu vielen Arten von **Krebs** beitragen. Im Jahr 2014 hat eine Studie ergeben, dass mehr als 630 000 Amerikaner an einer mit Übergewicht und Adipositas zusammenhängenden Form von Krebs erkrankt waren. Das sind 40 Prozent aller Krebserkrankungen in den Vereinigten Staaten.

Sowohl Männer als auch Frauen, die übergewichtig oder adipös sind, haben ein erhöhtes Krebsrisiko. Berechnungen zufolge bilden Krebserkrankungen, die durch Übergewicht und Adipositas verursacht werden, nach denen, die durch Rauchen verursacht werden, die zweitgrößte Gruppe der vermeidbaren Krebserkrankungen. Der Zusammenhang zwischen erhöhtem Gewicht und Krebs wurde inzwischen bei Krebserkrankungen der Brust, des Magens, der Bauchspeicheldrüse, des Darms, der Eierstöcke, der Gallenwege, der Gebärmutterschleimhaut, der Nieren und der Haut nachgewiesen. **Knochen**- und **Gelenkerkrankungen** wie etwa Arthritis treten bei übergewichtigen Menschen ebenfalls häufiger auf. Aber auch hier gilt wieder, dass eine Reduzierung des Gewichts eine positive Wirkung hat. Bei übergewichtigen Frauen kann der Menstruationszyklus unregelmäßiger sein als bei normalgewichtigen Frauen. Ihre Fruchtbarkeit kann sich dadurch verringern. Eine **verminderte sexuelle**

Erregung oder eine geringere Fähigkeit, einen Orgasmus zu erreichen, können ebenfalls eine Folge sein. Bei Männern treten häufiger **Erektionsstörungen** auf. Neben der Zunahme von **Nierensteinen** bildet Adipositas bei Frauen auch eine Hauptursache für **Urininkontinenz.** Das **obstruktive Schlafapnoe-Syndrom** (OSAS) ist bei Adipositas die mit Abstand am häufigsten auftretende Komplikation der Atemwege. Umgekehrt geht man auch davon aus, dass Übergewicht zu den maßgeblichen Ursachen für OSAS gehört. Auch **Depressionen** treten bei Übergewicht häufiger auf. Es ist jedoch nicht immer klar, was hierbei nun das Huhn und was das Ei ist. Einige Studien legen nahe, dass Adipositas das Risiko für Depressionen erhöht, andere wiederum, dass Depressionen das Risiko für Adipositas erhöhen.

Wenn Sie Ihren präfrontalen Kortex nutzen und trainieren, ist er besser in der Lage, seine Aufgaben zu erfüllen: Er kann bei der Sache bleiben und sich auf den langsamen Prozess der Gewichtsabnahme konzentrieren. Manchmal heißt das für ihn, dem Drang des Hypothalamus, mehr essen zu wollen, Widerstand zu leisten. Und manchmal muss der präfrontale Kortex auch selbst korrigiert oder bei der Stange gehalten werden. Letzteres ist vorwiegend eine Aufgabe für einen möglichen Partner, den Hausarzt oder beispielsweise auch für das digitale Begleitprogramm dieses Buches. Mehr dazu finden Sie in Kapitel 3.3.

Alle Übungen und Anstrengungen werden Sie also lehren, Ihren präfrontalen Kortex zu trainieren und neue, wünschenswerte Routinen zu entwickeln. Das wird Sie widerstandsfähiger gegen die Verlockungen machen, die Ihnen im Laufe des Tages begegnen.

STÄRKE DURCH AUFMERKSAMKEIT
Fokus, Fokus, Fokus!

Wie wir schon wissen, ist ein Grund, warum der Versuch, dauerhaft Gewicht zu verlieren, oftmals scheitert, der Verlust an Aufmerksamkeit und Fokussierung auf dieses Vorhaben. Vor allem auf längere Sicht. Das lässt sich ziemlich oft nach einer anfangs erfolgreichen Gewichtsabnahme mittels einer Crash-Diät beobachten.

Angenommen, Sie stellen im Mai fest, dass Sie noch keine »Strandfigur« haben. Dann haben Sie zu diesem Zeitpunkt noch etwa zwei Monate Zeit, etwas dagegen zu unternehmen. Das ist noch recht überschaubar. Mit Ihrem Verstand, Ihrem präfrontalen Kortex, kaufen Sie sich dann vielleicht ein Buch über schnelles Abnehmen und machen sich guten Mutes ans Werk. Sie entwerfen einen Aktionsplan und treffen die notwendigen Entscheidungen, um Ihr Ziel zu erreichen. In diesem Moment sind Sie fokussiert. In der ersten Zeit wird das vielleicht auch gut gehen. Sie sind motiviert, der Speiseplan ist neu und die Kilos purzeln. Sie heimsen Komplimente aus Ihrem Umfeld ein, was Ihre Motivation weiterzumachen zusätzlich verstärkt.

Und dann kommt der Sommer und der Urlaub beginnt. Dies ist der Zeitpunkt, auf den Sie hingelebt und -gearbeitet haben. Nun bekommen Sie die Belohnung, die Sie sich versprochen hatten: Sie genießen den Urlaub, essen gut und genehmigen sich hin und wieder einen Drink. Mal keine Arbeit, kein Sport und keine Kalorien, um die man sich sorgen muss. Und schon ist der Fokus dahin.

Es ist schön und entspannend, eine Zeit lang mal an nichts denken zu müssen, wenn man das schon das ganze Jahr über getan hat. Mit den nackten Füßen im Sand und leichtem Sonnenschein auf dem Gesicht eine Pasta, eine Moussaka oder ein Curry mit Nudeln genießen. Dazu ein Bierchen oder ein Glas Wein und abends vielleicht ein oder zwei Cocktails. Das haben Sie sich wirklich verdient! Doch was passiert? Weg ist Ihr Fokus.

Und es ist fraglich, ob Sie Ihre Fokussierung nach dem Urlaub wieder zurückgewinnen werden. Natürlich haben Sie sich das auf Ihrer Strandliege fest vorgenommen: »Nach dem Urlaub mache ich wieder weiter!« Aber nach dem Urlaub gibt es andere Prioritäten; es wartet vielleicht viel Arbeit auf Sie; das Wetter schlägt um, sodass Ihnen die Motivation fehlt, sich an Ihre Regeln zu halten. Und so verlieren Sie auch Ihren Fokus. Aber ohne Fokus schaffen Sie es nicht. Dazu ist die Verlockung des Essens in Ihrem Umfeld zu groß. Das sieht man an Orten, an denen Schälchen mit Nüssen oder Keksen stehen, zum Beispiel an Rezeptionen oder bei Meetings. Bei vielen Menschen bewegen sich die Hände buchstäblich von selbst zu diesen Schälchen. Auch bei denjenigen, die gar nicht vorhatten, etwas zu essen. Oder sich sogar fest vorgenommen hatten abzunehmen. Sie würden die Schälchen wahrscheinlich nicht anrühren, wenn sie sich nur kurz bewusst machen würden, welches Ziel sie verfolgen; wenn sie nur ein kurzes Zeichen bekämen, das Essen in Ruhe zu lassen. Hier liegt eine Aufgabe des präfrontalen Kortex, ihm kommt es zu, den Hypothalamus unter Kontrolle zu halten. Das funktioniert allerdings auch nicht immer. Manchmal werden Sie feststellen, dass Ihr präfrontaler Kortex einfach vom Hypothalamus überwältigt wird. Beispielsweise wenn Sie den Atem anhalten. Eine Zeit lang können Sie das schaffen, aber irgendwann werden Sie doch wieder einen tiefen Atemzug nehmen.

Auf diese Weise wird der Hypothalamus auch die Regie übernehmen wollen, wenn Sie auf die Idee kommen, weniger zu essen. Hier wird der Unterschied in den Funktionsweisen von präfrontalem

Kortex und Hypothalamus gut sichtbar. Der präfrontale Kortex kann durch seine Fokussierung eine Menge erreichen. Er hat die Fähigkeit, viele seiner Gehirnzellen eine ganze Weile lang dazu zu mobilisieren, an ein und demselben Ziel zu arbeiten. Zum Beispiel daran, eine komplizierte mathematische Aufgabe zu lösen, ein bestimmtes Teil eines Puzzles zu suchen oder einen Schrank zusammenzubauen. Dieser Fokus ist mächtig, aber oft auch kurzlebig. Außerdem ist dieser Fokus anfällig für Schlaf oder Ablenkungen durch andere Dinge, die Aufmerksamkeit fordern. Im Gegensatz zum Hypothalamus. Dieser lässt sich nicht ablenken und funktioniert Tag und Nacht. Er hat für jede seiner Aufgaben ein eigenes Areal. Dies gilt für die bereits erwähnten Areale für die Temperaturregulation, die Atmung und die biologische Uhr, aber auch für das Areal, das sich mit Nahrung beschäftigt.

Den Hypothalamus im Zaum zu halten, ist also schwierig, aber nicht völlig unmöglich. Dafür ist jedoch Fokussierung erforderlich. Hierbei können Sie sicherlich etwas Unterstützung gebrauchen – aus Ihrem unmittelbaren Umfeld, zum Beispiel von einem Partner, von der Familie oder von Kollegen, denen Sie Ihre Pläne und Ziele schildern. Sie können Ihnen helfen, indem sie Sie hin und wieder daran erinnern. Die Initiative dazu sollte allerdings ganz von Ihnen selbst ausgehen, denn kaum etwas ist so ärgerlich wie ungebetene und aufgenötigte Ratschläge und gut gemeinte Hinweise. Überlegen Sie daher genau, was zu Ihnen passt. Auch Ihr Hausarzt könnte dabei eine Rolle spielen. Er ist vielleicht auch dazu bereit, einigermaßen regelmäßig und etwas häufiger als sonst Termine mit Ihnen zu verabreden, um Sie zu motivieren.

Warum Alternativen zur Änderung Ihrer Lebensweise auch nicht immer eine Lösung sind

Chirurgische Optionen

Diäten sind keine Garantie für Erfolg. Jedenfalls nicht in der Weise, in der sie oft angepriesen werden. Gibt es denn keine Intervention, die mehr oder minder garantiert Erfolg hat? Doch, die gibt es, diese Intervention heißt **bariatrische Chirurgie**. Für sie bestehen verschiedene Methoden mit verschiedenen Namen: Magenverkleinerung, Magenballon, Magenbypass, Magenband. Einige dieser Methoden werden heute allerdings kaum noch angewendet.

Nicht jeder, der übergewichtig oder adipös ist, kommt dafür infrage. Gängige Kriterien sind ein Body-Mass-Index über 40 oder im Falle von zusätzlichen Beschwerden über 35. Zu diesen Beschwerden können Bluthochdruck, Diabetes oder das Schlafapnoe-Syndrom gehören. Um Ihnen eine Vorstellung davon zu geben, was ein BMI von 40 bedeutet: Wir sprechen dann von einer Person mit einer Größe von 180 cm und einem Gewicht von 130 kg. Um für eine Operation infrage zu kommen, werden die betreffenden Kandidaten auch daraufhin begutachtet, ob sie sehr motiviert sind und ob sie einen ernsthaften Versuch unternommen haben, mit der Unterstützung eines Diätassistenten abzunehmen.

Beschreibung

Das Ziel dieser Eingriffe ist es, die Aufnahme von Nahrung zu beschränken. Der Magen kann danach nicht mehr so viel aufnehmen. Was zur Folge hat, dass eine Person nach einer solchen Operation viel weniger auf einmal und daher viel weniger an einem Tag essen kann. Außerdem scheint sich der Eingriff günstig auf den Stoffwechsel (den Metabolismus) auszuwirken.

In den vergangenen zehn Jahren ist die Zahl der jährlichen Eingriffe drastisch angestiegen. Zwischen 2006 und 2014 haben sie sich laut Barmer GEK in Deutschland versechsfacht.

Vorteile

Wenn Sie sich für eine derart einschneidende Operation entscheiden, muss klar sein, worin deren Vorteile bestehen.

Eine der größten und am längsten laufenden Studien zur bariatrischen Chirurgie stammt aus Schweden. Im Jahr 2013 veröffentlichten Wissenschaftler die Ergebnisse einer Patientengruppe, von denen einige bis dahin schon zwanzig Jahre nach ihrer Operation beobachtet und mit einer nichtoperierten Kontrollgruppe verglichen worden waren. Die durchschnittliche **Gewichtsreduktion dieser Patientengruppe betrug etwa 25 Prozent**, während sie in der Kontrollgruppe praktisch bei null lag. Außerdem fiel auf, dass es in der operierten Gruppe **weniger Diabetes, Herzinfarkte und Hirnblutungen** gab. Bei den operierten Frauen trat auch weniger Krebs auf. Auch andere Studien, unter anderem eine US-Studie aus dem Jahr 2018 an einer großen Gruppe von Diabetikern, bestätigen den günstigen Zusammenhang zwischen bariatrischen Operationen und der Reduzierung von Herzinfarkten und Hirnblutungen.

Neben diesen offensichtlichen gesundheitlichen Vorteilen scheint eine Operation im Vergleich zu einer Diät noch mehr positive Aspekte zu haben.

Zwei der größten Fallstricke des Abnehmens mithilfe von Diäten, nämlich das Hungergefühl und die Senkung des Ruhestoffwechsels, sind nach einem chirurgischen Eingriff möglicherweise weniger ausgeprägt – was die Erfolgschancen einer langfristigen Gewichtsreduktion noch erhöht.

Vorbehalte

Neben viel Positivem lässt sich zu operativen Eingriffen zur Magenverkleinerung auch einiges Bedenkenswerte anmerken. Besonders in der ersten Zeit nach der Operation muss sich der Körper – und der Geist – an eine völlig andere Art des Nahrungsangebots gewöhnen. Alles muss natürlich in deutlich kleineren Portionen gegessen werden als zuvor. Und obwohl das Risiko eines Rückfalls, das heißt einer starken Gewichtszunahme, nach anfänglichem Abnehmen geringer ist als bei einer Diät, besteht dieses Risiko sehr wohl noch. Der Magen kann sich nämlich in gewissem Maße auch wieder dehnen, was dazu führt, dass die Patienten allmählich wieder mehr essen können. Das alles hat zur Folge, dass etwa 15–20 Prozent der Menschen, die sich einer Operation unterziehen, kaum abnehmen oder nach einer gewissen Zeit wieder zunehmen. Außerdem ist zu bedenken, dass die persönliche Investition in die Operation natürlich sehr erheblich ist.

Es gibt auch Studien, die bei Menschen nach einer Magenverkleinerung einen Anstieg des Alkoholismus belegen. Einige Wissenschaftler weisen darauf hin, dass dieses Problem durch ein angemessenes Screening vor der Entscheidung für eine Operation, bei dem festgestellt werden soll, wer für einen solchen Eingriff geeignet ist und wer nicht, reduziert werden kann.

Die Wunderpille gibt es nicht

Eine Operation kann also bei der Bekämpfung einer gravierenden Adipositas erfolgreich sein. Aber was sollen Menschen tun, die dafür nicht infrage kommen, weil sie nicht die entsprechenden Kriterien erfüllen oder weil ihre Krankenversicherung einen solchen Eingriff nicht bezahlen will und sie ihn sich aus eigener Tasche nicht leisten können? Und natürlich gibt es auch Menschen, die Angst vor der Operation oder der Narkose haben. Das alles sind praktische Hindernisse.

Wie geschickt wäre es da, wenn man sein Problem mit einer einfachen Pille lösen könnte? Wenn man einen Monat lang beim Frühstück eine Tablette mit einem Schluck Wasser einnehmen könnte und schon wäre man schlank! Es ist fast unvermeidlich, dass jedem, der mit Übergewicht zu kämpfen hat, schon einmal eine Werbung ins Auge gefallen ist, die paradiesische Schlankheit verspricht.

Fatburner, Kräuterkuren, Proteinkapseln: Die Welt der Schlankheitsprodukte bildet eine Milliardenindustrie. Doch wir wollen hier nicht auf Produkte eingehen, die man in Drogerien und online erstehen kann. Einfach deshalb nicht, weil ihre Versprechungen zu groß und ihre Resultate zu mager sind und ihnen oft eine gute Untermauerung durch eine evidenzbasierte Forschung fehlt.

Abgesehen davon gibt es einige wenige Mittel, die beispielsweise von der amerikanischen Arzneimittelbehörde Food and Drug Administration (FDA) erforscht und zugelassen wurden. Das einfachste Fazit, das man in Hinblick auf diese Mittel ziehen kann, lautet, dass es auch unter ihnen keine Wunderpille gibt, mit der man kurz- oder langfristig abnimmt, ohne dass man etwas mehr dafür tun müsste.

Das deckt sich auch mit der Auffassung, dass Essen keine Krankheit ist, die man mit einer Pille behandeln kann. Der Hypothalamus und der Rest unseres Körpers sind nun einmal auf Zeiten der Knappheit angelegt und tun schlichtweg das, wofür sie gemacht sind. Mithilfe zahlloser Systeme von Hormonen und Nervenzellen versuchen sie, eine positive Energiebilanz zu erreichen. Diese Mechanismen sind schon seit Urzeiten so lebenswichtig, dass sie gegen äußere Einflüsse oder Manipulationen sehr gut geschützt sind. In diese natürlichen Prozesse mit einer Tablette eingreifen zu wollen, ist unrealistisch und wahrscheinlich oft sogar gefährlich. Solche Medikamente können jedoch durchaus eine Rolle spielen, wenn es darum geht, Menschen, die abnehmen möchten, zu unterstützen. Sie können beispielsweise das Hungergefühl für einen kurzen oder längeren Zeitraum unterdrücken und so dabei helfen, eine Diät durchzuhalten. Dabei muss allerdings individuell genau geprüft werden, wer von welchem Medikament profitiert und für wen es eher gefährlich ist.

Auch die Anwendung neuer Technologien kann durchaus hilfreich sein, um sich zu fokussieren. Mehrere Studien zeigen, dass Erinnerungen, etwa durch Apps, helfen können, den Fokus aufrechtzuerhalten. Auch längerfristig. Es gibt zum Beispiel eine Studie, in der 30 Testpersonen in zwei Gruppen aufgeteilt wurden. Eine Gruppe erhielt nur eine Diät- und Lebensstilberatung, während die andere Gruppe außerdem noch 22 Wochen lang jede Woche eine SMS geschickt bekam. Zwischen beiden Gruppen gab es nicht nur einen signifikanten Unterschied in Bezug auf die Gewichtsabnahme, sondern auch in der Verbesserung einiger Blutwerte. Trotzdem ist noch nicht das letzte Wort über die Wirkung nach einer Zeit von vielleicht zwei Jahren gesprochen, denn diesen Fokus würde man ja länger als 22 Wochen beibehalten wollen.

Machen Sie es Ihrem präfrontalen Kortex leicht. Sich auf eine nachhaltige Gewichtsabnahme zu konzentrieren, muss nicht bedeuten, ständig daran zu denken. Das geht ja auch gar nicht, schließlich haben Sie im Lauf des Tages auch anderes zu tun. Wenn man dafür sorgt, dass man sich nicht ablenken lässt, und so verhindert, dass man gedankenlos zu naschen beginnt, ist das bereits ein großer Gewinn. Dies gelingt Ihnen, indem Sie Ihre Umgebung so gestalten, dass das Risiko, in Versuchung zu geraten, beträchtlich verringert wird. Das fängt schon damit an, dass Sie genau darauf achten, was Sie im Haus haben oder was Sie sich an Ihrem Arbeitsplatz in die Schreibtischschublade legen. Einfach gesagt bedeutet das: Was man nicht im Haus hat, kann man nicht aufessen. Gut zusammengestellte Einkaufslisten, an die Sie sich auch halten, sind ein guter Weg. Planen Sie und schaffen Sie Routinen. Und richten Sie Ihre Aufmerksamkeit dabei auch auf Verhaltensweisen und Gewohnheiten, die mit Ihren Mahlzeiten und Bewegungsgewohnheiten in Verbindung stehen.

PLANEN SIE IHRE ZUKUNFT
Und machen Sie sich bewusst, wann Sie von Ihrer Planung abweichen

Wenn man ein großes Projekt beginnt, ist es nur logisch, dass man dafür eine Planung erstellt. Wenige Menschen werden damit beginnen, ihr Haus umzubauen, indem sie eines Morgens den Boden aufreißen, dann die Decke entfernen und anschließend das Dachgesims streichen. Ein guter Bauunternehmer oder Bauleiter wird eine vollständige Liste dessen erstellen, was zu tun ist, welche unvorhergesehenen Dinge eventuell passieren könnten und in welcher Reihenfolge die Arbeiten sinnvollerweise ausgeführt werden sollen. Im Laufe der Zeit wird es viele Momente geben, in denen er den Fortgang der Arbeiten bewertet. Läuft noch alles nach Plan? Gibt es neue Hindernisse? Halten sich die Kosten im Rahmen? Für alle Beteiligten ist es völlig logisch, dass man so vorgeht; alles will geplant sein. Es ist effizienter, kostensparender und es erhöht die Erfolgschancen.

Auch Ihr Vorhaben, dauerhaft Ihr Gewicht zu reduzieren, können Sie als ein Projekt betrachten. Oder zumindest als eine Strecke, die Sie zurücklegen wollen. Aber Sie wären nicht die erste Person, die eines Morgens aufwacht und entscheidet, dass sie »die Dinge ab heute völlig anders machen wird«. Mit dieser anfänglichen Motivation und Fokussierung lässt sich kurzfristig zwar viel erreichen, aber die Chance, damit langfristig Resultate zu erzielen, ist gering. Daher ist es gar nicht so dumm, auch hier für einen klaren Plan zu sorgen, um die eigenen Erfolgsaussichten zu erhöhen. Ziel sollte es sein, das erwünschte Verhalten möglichst zu verstärken und das unerwünschte Verhalten weitgehend zu vermeiden. Und wenn Sie wissen, dass das Risiko unerwünschten Verhaltens morgen größer sein wird, können Sie heute schon Maßnahmen ergreifen, um ihm morgen nicht nachzugeben.

Planung von wünschenswertem Verhalten

Worin besteht das wünschenswerte Verhalten, das Sie fördern möchten? Sie könnten die entsprechenden Aspekte für sich selbst notieren und damit einen Zeitplan erstellen. Im Folgenden finden Sie einige Beispiele für Themen, die Sie dazu verwenden können.

1) Täglich weniger Kalorien zu sich nehmen, als Sie verbrauchen.
2) Aber keinesfalls zu wenig Kalorien zu sich nehmen.
3) Sich mehr bewegen.
4) Für ausreichenden Schlaf sorgen.
5) Weniger Stress haben.
6) Das eigene Verhalten und das Ergebnis analysieren.

1. Weniger Kalorien zu sich zu nehmen, kann man planen. Das wird ein Spiel zwischen dem präfrontalen Kortex und dem Hypothalamus. Sie können Ihren präfrontalen Kortex nutzen, um über Ihre drei Hauptmahlzeiten und eventuell ein paar Snacks zwischendurch nachzudenken. Sie können diese Mahlzeiten so gestalten, dass Sie höchstwahrscheinlich weniger essen werden als vorher und *gleichzeitig* noch immer genügend Nährstoffe bekommen. Dann ist ein mögliches Hungergefühl, das durch Ihren Hypothalamus ausgelöst und vielleicht durch das limbische System verstärkt wird, keine Warnung vor etwas Schlimmem, sondern nur ein lästiges Gefühl. Sie können bei der Planung der Mahlzeiten überlegen, welche Zutaten Sie verwenden müssen, um ein optimales Sättigungsgefühl bis zur nächsten Mahlzeit zu erreichen. Machen Sie diese Planung bewusst, *achtsam*, wenn Sie so wollen. Und sorgen Sie dafür, dass Sie die Mahlzeiten bewusst einnehmen. Gehen Sie aufmerksam mit dem um, was auf Ihrem Teller liegt, und achten Sie auf den Moment, wenn Sie es essen. Das könnte man als *Achtsamkeit* bezeichnen – beim Essen, aber auch darüber hinaus.

Achtsamkeit

Achtsam und *Achtsamkeit* sind Begriffe, die heutzutage oft verwendet werden. Sie haben ihren Ursprung im Buddhismus, haben sich im Laufe der Zeit aber auch in der Alltagssprache eingebürgert. Sie werden oft mit Meditation und Spiritualität in Verbindung gebracht. Es steht Ihnen natürlich frei, diese Begriffe so zu verwenden, wie sie hilfreich für Sie sind. In Bezug auf eine dauerhafte Gewichtsabnahme meinen wir damit: Gehen Sie »aufmerksam, bewusst und mit einem Fokus« vor.

---

2. Bei der Planung dieser Mahlzeiten können Sie auch gleich überprüfen, ob Sie nicht zu wenig essen – und auf diese Weise Ihren Hypothalamus beziehungsweise Ihren inneren Hamster unnötig aufscheuchen. Indem Sie darauf achten, dass Sie nicht zu wenig essen, planen Sie auch ihre Sättigung.

3. Wie sieht für Sie ein realistischer Plan aus, wenn Sie anfangen möchten, sich mehr zu bewegen? Werden Sie öfter mit dem Fahrrad zur Arbeit fahren? Oder werden Sie Ihr Fahrrad am Wochenende für einen Ausflug nutzen? Werden Sie jeden Tag nach dem Aufstehen ein siebenminütiges Work-out machen? Oder dreimal die Woche ins Fitnessstudio gehen? Planung ist hier sehr von Nutzen. Sie können Ihre körperliche Betätigung zur Routine werden lassen und/oder gleichzeitig soziale Kontakte pflegen, indem Sie gemeinsam mit einem Freund oder einer Freundin trainieren. Was man sich mit anderen gemeinsam vornimmt, sagt man auch nicht so leicht wieder ab. Hier bekommt Ihr präfrontaler Kortex Unterstützung von Ihrem limbischen System.
Es lohnt sich also, gut darüber nachzudenken: Was macht Ihnen am meisten Spaß oder was widerstrebt Ihnen am wenigsten? Schätzen Sie auch die Kosten ab; brauchen Sie ein neues Fahrrad, neue Laufschuhe oder eine Mitgliedschaft im Fitnessstudio?

4. Planen Sie Ihre Nachtruhe. Dies ist tatsächlich einmal ein Bereich, in dem der präfrontale Kortex und der Hypothalamus mit seiner biologischen Uhr das gleiche Ziel verfolgen. Bedenken Sie bei Ihren täglichen Aktivitäten, wann Sie sich auf das Zubettgehen vorbereiten. Nehmen Sie sich genügend Zeit, bevor Sie wirklich zu Bett und schlafen gehen. Versuchen Sie, gegen Ende des Abends den Kopf möglichst frei zu bekommen, hören also Sie rechtzeitig damit auf, zu arbeiten oder Mails zu schreiben.

5. Schaffen Sie es, so zu planen, dass Sie weniger Stress haben? Das ist schwierig, denn Stress ist nichts, was man sich bewusst sucht. Aber auch kleine Schritte können hier schon einen Unterschied machen. Zum Beispiel indem Sie darauf achten, wie Sie Ihre tägliche Arbeit planen und ob Sie auch Ruhephasen darin einbauen können. Diese Phasen können Sie dann planen und vielleicht mit Zeiten der Meditation kombinieren. Meditation ist schon längst nicht mehr nur etwas für Esoteriker. Außerdem ist es wie Sport treiben, Yoga oder das Spielen eines Musikinstruments etwas, das man lernen und worin man sich üben kann. Eingefleischte Meditationsexperten sagen manchmal, dass man mindestens eine Stunde am Tag meditieren soll. Es sei denn, man sei sehr beschäftigt. Dann sollte man zwei Stunden meditieren. Natürlich steht es Ihnen frei, eigene Wege zur Entspannung zu finden, die zu Ihnen passen. Versuchen Sie aber, diese Wege so gesund und dauerhaft wie möglich und mit möglichst wenig Alkohol, Medikamenten oder schlafverhindernden Aktivitäten zu gestalten.

6. Planen Sie ein zu evaluieren, ob Sie Fortschritte machen. Das können Sie tun, indem Sie sich beispielsweise dreimal pro Woche auf die Waage stellen und so ein Feedback bekommen. Tun Sie das

immer zur gleichen Tageszeit, damit Sie die Momente gut vergleichen können und es zu einer festen Routine wird. Machen Sie es zu einer bewussten Handlung. Bewusste Handlungen, die irgendwann zur Gewohnheit werden, sind das Ergebnis der Zusammenarbeit von präfrontalem Kortex und limbischem System. Sie können einen festen Termin in der Woche einplanen, um zu schauen, wie Ihre Essensplanung funktioniert hat und wie viel Sie sich (zusätzlich) bewegt haben. In welchen Momenten konnten Sie einer Versuchung nicht widerstehen? Wann haben Sie das Auto statt des Fahrrads genommen? Und so weiter.

Planen Sie auch, wann Sie planen werden. Das können Sie beispielsweise tun, wenn Sie die vorhergehende Woche analysieren, dann können Sie die gewonnenen Einsichten gleich beim Plan für die kommende Woche berücksichtigen. Dies werden wir in Teil III noch eingehender erörtern.

Nudge: Die Kunst der Entscheidungsarchitektur

Das Buch *Nudge. Wie man kluge Entscheidungen anstößt* von **Richard Thaler** und **Cass Sunstein** wurde 2008 veröffentlicht. Beide waren Berater des amerikanischen Präsidenten Obama und Richard Thaler erhielt 2017 den Nobelpreis für Wirtschaft.

Nudge ist Englisch und bedeutet so viel wie »ein Schubs in die richtige Richtung«. Thaler und Sunstein beschreiben in ihrem Buch, wie man Menschen durch kleine Schubser und ohne jeglichen Zwang helfen kann, öfter eine bessere Entscheidung zu treffen. Ihrer Ansicht nach ist das auch eine Aufgabe der Regierung. Letzteres wird schnell als Bevormundung oder als unerwünschte Einmischung empfunden. Die beiden Autoren weisen jedoch darauf hin, dass die Regierung nicht umhinkommt, Entscheidungen zu treffen. Keine Entscheidung zu treffen, sei schließlich auch eine Entscheidung. Und dann solle man besser tun, was den Menschen tatsächlich zuträglich sei. Und bei alldem den Menschen die völlige Freiheit lassen, davon abzuweichen. Dieses Gestalten von bestimmten Bedingungen, unter denen Menschen ihre Entscheidung treffen, etwa seitens der Regierung, nennen Thaler und Sunstein **Entscheidungsarchitektur.**

Als Beispiel dafür berichten sie in der Einleitung von einer Frau namens Carolyn, die für die Lebensmittelversorgung Hunderter von Schulen mit Hunderttausenden von Kindern verantwortlich ist und mitbestimmt, was dort gegessen wird. Allein die Art und Weise, wie das Essen in der Schulkantine platziert wird, beeinflusst, was die Kinder essen. Sollen die süßen Desserts vorne oder hinten stehen, stellt man sie vor oder hinter das Obst? Oder stehen sie in einem ganz anderen Bereich? Stehen die Pommes frites oder das Gemüse auf Augenhöhe? All diese Optionen können eine gesunde Entscheidung positiv oder negativ beeinflussen. Schon allein die Tatsache, dass Carolyn bestimmt, wie das Angebot präsentiert wird, aus dem die Kinder auswählen, macht sie zu einer Entscheidungsarchitektin. Ohne dass sie die Kinder zwingt, das eine oder das andere zu essen.

Entscheidungsarchitekten und Entscheidungsarchitektur gibt es in vielen verschiedenen Ausprägungen und Berufen. Wir haben öfter mit ihnen zu tun, als uns vielleicht bewusst ist. Der Arzt, der verschiedene Behandlungsoptionen zur Wahl stellt, ist zum Beispiel ein Entscheidungsarchitekt, aber auch die Leute, die die Standardeinstellungen in unserem Telefon festlegen. Sie beeinflussen, wie wir unsere eigenen Entscheidungen treffen. Dabei hoffen wir natürlich, dass sie ihren Einfluss auf positive Weise für uns nutzen. Für unsere Gesundheit, unsere Finanzen oder für unseren Bedienungskomfort.

Menschen treffen von sich aus nicht immer die Entscheidungen, die gut für sie sind. Der gesunde Menschenverstand lässt uns in solchen Momenten gelegentlich im Stich. Das kann auf mangelnde Informationen zurückzuführen sein oder auf unsere natürliche Neigung, den einfachen Weg zu wählen. Diese Neigung kann man sich auch zunutze machen, beispielsweise bei guten **Standardeinstellungen**, bei denen sich die Menschen nicht die Mühe machen, sie zu ändern. Die Idee hinter dem *Nudging* ist, dass Menschen häufiger eine gute Entscheidung treffen. Die Entscheidung, die sie treffen würden, wenn sie gute Informationen, gutes Wissen und eine gute Selbstbeherrschung haben. Und all das mit **völliger Freiheit**, sich auch anders zu entscheiden.

Nudging im eigenen (Wohn-)Umfeld

Im obigen Kasten haben wir erläutert, welche Idee hinter Nudging steht. Wie können Sie sich regelmäßig einen kleinen Schubs in die richtige Richtung geben, und zwar auf eine Art und Weise, die zu Ihrem Entschluss passt, langsam, aber sicher dauerhaft abzunehmen? Und dies ohne das Gefühl zu haben, dass Sie plötzlich alles Mögliche machen müssen oder alles Mögliche nicht mehr tun dürfen? Das muss gar nicht so schwer oder eingreifend sein. Einige Schubser in die richtige Richtung sind sogar logisch.

Sorgen Sie beispielsweise dafür, dass Sie möglichst viele Produkte in Ihrem (Kühl-)Schrank haben, von denen Sie wissen, dass sie zu Ihrem Abnehmwunsch passen. Und sorgen Sie dafür, dass die Produkte, von denen Sie wissen, dass Sie sie gar nicht oder nicht zu viel essen sollten, zumindest nicht ganz vorne im Schrank stehen. Das Gleiche kann auch für Ihren Arbeitsplatz gelten. Wenn Sie um 16 Uhr nur die Schreibtischschublade öffnen müssen, um nach einem Stück Schokolade zu greifen, wird es schwieriger sein, der Versuchung zu widerstehen, als wenn Sie dafür einen langen Weg zum Süßigkeitenautomaten gehen müssen. Noch besser ist es, wenn Sie eine gesunde Alternative in Ihrer Schublade liegen haben. Zum Beispiel einen Apfel oder etwas Rohkost. Auf diese Weise haben Sie einen Nudge für sich selbst geschaffen.

Auch das Konzept der guten Standardeinstellung aus dem Buch *Nudge* können Sie nutzen, zum Beispiel beim Einkaufen. Sie können eine Standardeinkaufsliste erstellen, auf die Sie nur Produkte setzen, die Ihnen dabei helfen können, Ihre Ziele zu verwirklichen, und keine Lebensmittel, die Sie besser so weit wie möglich links liegen lassen. Sie können sich zwar dann immer noch dafür entscheiden, eine Packung Donuts zu kaufen, aber Ihr erstes Augenmerk wird auf Ihrer speziellen Auswahl liegen.

Um auf einen akuten Fall von Keine-Lust-zum-Kochen vorbereitet zu sein, ist es sinnvoll, ein paar gesunde, selbst gekochte Mahlzeiten im Gefrierschrank zu haben. Das hilft Ihnen auch, der Versuchung zu widerstehen, etwas Ungesundes bei einem Lieferdienst zu bestellen. Entfernen Sie die Apps von diesen Diensten besser von Ihrem Smartphone und werfen Sie die Prospekte des Pizzaservice, die in der Küchenschublade liegen, weg. Stattdessen sollten Sie lieber eine Liste der gesunden Mahlzeiten erstellen, die sich noch in Ihrem Gefrierschrank befinden.

Sorgen Sie dafür, dass Sie ein Fahrrad haben und dass es in gutem Zustand ist. Berechnen Sie, wie viel Sie die kurzen Autofahrten zur Arbeit im Jahr kosten. Und berechnen Sie, wie viele Kalorien Sie beim Radfahren verbrennen.

Das Buch *Nudge* liefert auch anschauliche Beispiele für informelle Wetten. Ein Mitarbeiter der Autoren musste beispielsweise zu einem bestimmten Zeitpunkt sein Skript abgeben. Doch dieser Typ, David, brauchte unendlich viel Zeit dafür, und das Projekt schien nie fertig zu werden, obwohl er wusste, dass er befördert werden würde, wenn es fertig war, und er dann ein höheres Gehalt bekommen würde. Dieser Anreiz war offensichtlich nicht ausreichend. Also machte Thaler einen Deal mit ihm: David schrieb eine große Anzahl von Schecks über jeweils 100 Dollar aus und gab sie Thaler. In jedem Monat, in dem er keinen Teil seiner Arbeit abgab, verlor er nun einen Scheck. Und nicht nur das. Thaler hatte ihm versichert, dass er von dem Geld, das so zusammenkam, eine Party schmeißen werde, zu der alle Kollegen, außer David selbst, eingeladen würden. Dieses Druckmittel wirkte, denn David fürchtete, nicht nur sein Geld zu verlieren, sondern auch eine gute Party zu verpassen, und diese Vorstellung gefiel ihm gar nicht.

Unser Gehirn denkt, dass es wichtiger ist, kein Geld zu verlieren, als auf mögliche Gewinne zu verzichten. Diese Art von Wetten können Sie auch mit sich selbst abschließen. Es sind Fälle bekannt, in denen derjenige, der bei einer Wette verlor, Geld an die Fanvereinigung eines gegnerischen Sportvereins überweisen musste. Stellen Sie sich das einmal vor, wenn Sie ein leidenschaftlicher Anhänger von Borussia Dortmund oder von Bayern München sind. Hauptsache, der Trick funktioniert und hilft Ihnen, Ihr Ziel zu erreichen.

Trotzdem ist es gut, sich bewusst zu machen, dass Nudging Ihren Hamster nicht im Zaum halten wird. Denn auch wenn Nudging zu einem zu schnellen Gewichtsverlust führen sollte, wird Ihr Hypothalamus weiterhin versuchen, den Energievorrat wieder aufzufüllen. Mit anderen Worten: Nudging eignet sich sehr dafür, kleine Schritte in die richtige Richtung zu machen, man sollte aber vermeiden, dass es in der Praxis in einer Crash-Diät mündet. Es geht weiterhin um das Zusammenspiel von präfrontalem Kortex, limbischem System und Hypothalamus.

Versuchungen vorhersehen

Stellen Sie sich einmal vor, Sie stehen an einem regnerischen Dienstagabend im November in der abendlichen Rushhour auf einem belebten Bahnhof und warten auf Ihren verspäteten Zug. Sie hatten auf der Arbeit einen anstrengenden Tag, dem auch der größte Teil Ihres Mittagessens zum Opfer gefallen ist. Wer brächte da so viel Willenskraft auf, dem Kiosk mit leckerem Fast Food zu widerstehen? In dieser Situation scheinen sich der Hypothalamus und das limbische System vollkommen einig zu sein, während der präfrontale Kortex durch Abwesenheit glänzt. Wenn das *einmal* passiert, ist es natürlich kein Problem, dann essen Sie eben die Currywurst.

Doch die Sache sieht anders aus, wenn Sie drei Tage in der Woche zur gleichen Zeit auf dem Bahnhof stehen und sich jedes Mal für diese Lösung entscheiden. Oder wenn Sie Ihren Hunger jeden Nachmittag gegen vier mit einem süßen Teilchen stillen. Die gute Nachricht ist, dass Momente wie diese oft ziemlich vorhersehbar sind. Und dass Sie sich auf sie vorbereiten können. Es gibt eine ganze Reihe weiterer Versuchungen, die eigentlich ganz und gar nicht überraschend kommen. Einige dieser Momente können bei Ihren eigenen Evaluationsgelegenheiten, die wir vorhin in Punkt 6 beschrieben haben, deutlich werden.

Welche Momente potenziell unerwünschten Verhaltens könnten Sie mit Ihrem präfrontalen Kortex vorhersehen? Hier eine Liste mit Beispielen:

1) Gedankenlos zu viel und unkonzentriert essen.
2) Sich zu wenig bewegen.
3) Falsche Gewohnheiten vor dem Zubettgehen und eine zu kurze Nachtruhe.
4) Zu viele falsche (Fertig-)Mahlzeiten essen.
5) Sich nicht mehr darauf fokussieren, das Ziel zu erreichen.

1. Wenn Sie einigermaßen regelmäßig genau notieren, was Sie im Laufe des Tages essen, gibt Ihnen das die Möglichkeit, sich in Erinnerung zu rufen, wann Sie angefangen haben, mehr zu essen, als Sie geplant hatten. Die Voraussetzung dafür ist natürlich, dass Sie notiert oder eingegeben haben, was Sie gegessen haben. Und das am besten unmittelbar nach dem Essen, da die Wahrscheinlichkeit, etwas zu vergessen, wenn Sie es erst abends tun, größer ist. Es geht dabei nicht so sehr um das Kalorienzählen an sich, wie es bei vielen Methoden der Fall ist. Das eigentliche Ziel besteht vielmehr darin, Ihren Fokus zu verstärken und das Bewusstsein für Ihre eigene Art zu essen zu steigern. Es ist gut möglich, dass darin ein Muster erkennbar ist. Der verlockende Bahnhofsimbiss am Ende eines Arbeitstages ist ein gutes Beispiel dafür, aber vielleicht gibt es noch andere Gelegenheiten, bei denen Sie schwach werden, zum Beispiel bei langen Sitzungen, bei denen Sandwichs angeboten werden. Oder jedes Mal beim Umtrunk mit den Kollegen zum Wochenausklang mit Bier und frittierten Snacks. Welche Situation erkennen Sie wieder? Und auf welche Momente können und wollen Sie sich vorbereiten? Das können auch Momente sein, in

denen Sie nicht so sehr falsches Essen zu sich nehmen, sondern unkonzentriert essen, zum Beispiel mit dem Teller auf dem Schoß vor dem Fernseher oder dem Computer. In solchen Situationen ist das Risiko, gedankenlos zu viel zu essen, wesentlich größer als an einem gedeckten Tisch, an dem Sie sich Ihren Teller bewusst füllen. Planen Sie also auch Ihre Essensmomente.

2. Wissen Sie, dass Sie ein Schönwetterradler sind und dass gerade eine Regenperiode bevorsteht? Oder haben Sie den starken Verdacht, dass Ihnen wieder die Puste ausgehen wird, wenn Sie eine Weile aktiv Sport getrieben haben? Dann machen Sie sofort einen Plan, um das abzufedern. Gleichen Sie mangelnde Bewegung in Ihrem Alltag mit einem Mehr an sportlicher Bewegung aus. Oder sorgen Sie dafür, dass Sie nach einer ersten aktiven Periode ein Ziel vor Augen haben, dass Ihnen hilft weiterzumachen. Sie können wahrscheinlich auch einigermaßen gut einkalkulieren, an welchen Tagen Sie müde von der Arbeit heimkommen. Wenn Sie wissen, dass die Chance, dann Sport zu treiben, gering ist, planen Sie ihn für einen anderen Tag ein.

3. Gib es Zeiten, in denen Sie wahrscheinlich zu wenig Schlaf bekommen oder zu lange arbeiten? Überlegen Sie, ob das Zufall ist oder eine Strukturveränderung dazu geführt hat, dass Sie häufig noch spät arbeiten. Sind Ihr Tag und Ihr Abend womöglich so eingeteilt, dass Sie so oder so zu spät zu Bett gehen?

4. Wann erwarten Sie, zu viel unerwünschtes Essen zu sich zu nehmen oder sich beispielsweise Essen liefern zu lassen? Wenn Sie sich die beiden nächsten Wochen vor Augen halten, ist Ihnen vielleicht schon klar, wann Sie lange arbeiten und dann keine Lust zum Ko-

chen haben werden. Oder wann ein Elternabend oder ein Kino-
abend mit Freunden geplant ist und es ein wenig hektisch werden
wird. Geschickt gewählte Gerichte, die nicht viel Arbeit machen
und vielleicht nur noch aufgewärmt werden müssen, verringern in
diesen Momenten das Risiko, sich beispielsweise Spareribs liefern
zu lassen.

5. Lassen sich Phasen vorhersehen, in denen Ihnen das gesamte so
schön geplante Projekt einer nachhaltigen Gewichtsabnahme ge-
stohlen bleiben kann? Haben diese Phasen mit bestimmten Zeiten
wie Weihnachten oder mit bestimmten Gemütsverfassungen wie
Stress zu tun? Wenn dem so ist, könnten Sie die Menschen in Ihrem
Umfeld miteinbeziehen, um von ihnen beim Weitermachen unterstützt zu werden. Treffen Sie mit sich selbst und mit anderen neue
Vereinbarungen, vielleicht auch in Form einer Wette. Das sind die
Momente, in denen man bei anderen Methoden abzunehmen oft
das Handtuch wirft und denkt, dass es sowieso nicht klappt und
keinen Sinn hat.

Kernpunkte dieses Kapitels:
» Fokussierung ist der Schlüssel zu nachhaltigem Gewichtsver-
 lust.
» Planung hilft Ihnen, den Fokus zu wahren.
» Den Fokus zu wahren, lässt sich trainieren und unterstützen.
» Nudging ist die Technik kleiner Schubser in die richtige Rich-
 tung.

2.4

AUF DAS LIMBISCHE SYSTEM EINWIRKEN

NUTZEN SIE IHR UMFELD FÜR DAS ERREICHEN IHRES ZIELS
Organisieren Sie Ihren Erfolg

Das limbische System ist ein Netzwerk, das sensibel auf soziale Interaktion und auf das Feedback von Freunden reagiert. Außerdem ist es an der Entstehung von Bräuchen, Traditionen, Routinen und Erinnerungen beteiligt. Auf persönlicher Ebene ebenso wie im Rahmen einer Familie oder sogar eines Dorfes oder einer Gesellschaft. So verbinden die Menschen in Deutschland mit dem Begriff »Mauerfall« oder »Tag der Deutschen Einheit« eine Vorstellung und ein Gefühl. In den USA werden diese Worte oder ihre Übersetzungen hingegen kaum eine Reaktion hervorrufen, der Begriff »Inpendence Day« allerdings schon. Und in Suriname hat das Wort »Ketikoti« eine starke und emotionale Bedeutung in Verbindung mit der Abschaffung der Sklaverei. Diese Art von Vorstellungen, Gefühlen und Traditionen gibt es überall auf der Welt und viele davon haben etwas mit Essen zu tun. Viele Menschen assoziieren mit dem Wort »Weihnachten« ein festliches Mahl. Eine solche Assoziation kann sowohl positiv als auch negativ sein. Manche verbinden damit eisiges Schweigen über bestimmte Themen, andere hingegen herzliche Geselligkeit. Auch das Essen selbst ist an Weihnachten oft eine einzige große Abfolge von Erinnerungen und Traditionen. Zur Vorspeise gibt es beispielsweise immer Krabbensalat, Oma macht jedes Jahr ihre tollen Kartoffelkroketten, und die Kinder können es kaum abwarten, bis das Tiramisu auf den Tisch kommt. Auch an anderen besonderen Tagen gibt es zum Teil auch religiös verankerte Traditionen, die oft mit besonderen Gerichten verbunden sind (siehe die folgenden Beispiele für verschiedene Landestraditionen).

Eine Auswahl von Traditionen und deren Gerichten

Am Silvesterabend isst man in Deutschland in vielen Familien Fondue, in den Niederlanden Krapfen, ähnlich denen, die man in Deutschland an Fastnacht verspeist. Zu Ostern wird in vielen Ländern, darunter Deutschland, Italien, Frankreich und England gern Lammkeule gegessen, Thanksgiving ist in den USA unweigerlich mit einem Truthahn verbunden, ähnlich wie die Martinsgans in Deutschland, und am Dreikönigstag freut man sich in Frankreich auf die Galette des Rois. Beim jüdischen Fest Chanukka bereitet man in Öl gebackene Gerichte zu. Nach Ende des Ramadans feiern die Muslime das Zuckerfest mit vielen Süßigkeiten.

Traditionen können Halt und Klarheit geben. Sie können das Gefühl der Gemeinschaft und der Zugehörigkeit stärken. Manchmal können sie aber auch Ärger oder Widerstand hervorrufen, weil sie bestehende Rollen immer wieder bestätigen, das Tierwohl gefährden oder weil sie schlicht altmodisch sind (der Vater, der den Braten anschneidet oder am Grill steht, oder der Verzehr von Gänsestopfleber).

Doch Gewohnheiten und Traditionen können das Leben auch leichter machen. Nicht nur an Feiertagen, sondern gerade auch im Alltag. Wenn es dann noch Gewohnheiten oder Bräuche sind, die beispielsweise für Ihre Gesundheit oder Ihre Bemühungen, dauerhaft abzunehmen, hilfreich sind, ist das natürlich ein großer

Vorteil. Manchmal ist es allerdings notwendig, alte Gewohnheiten abzulegen und neue zu schaffen. Das geht nicht von heute auf morgen, denn dafür sind Gewohnheiten oft zu tief, und zwar im limbischen System, verankert.

Nehmen Sie zum Beispiel das Frühstück: Es kann sein, dass wir schon von Kindheit an immer das Gleiche frühstücken ebenso wie der Rest unserer Herkunftsfamilie. Manchmal ändern sich diese Muster, wenn wir zu Hause ausziehen und mit jemand anderem zusammenziehen, dessen Gewohnheiten wir übernehmen. Es ist sinnvoll, sich anzuschauen, ob wir eine bestimmte Morgenroutine haben, auch beim Frühstücken. Und wenn ja, ob es eine Routine ist, die wir als wünschenswert bezeichnen können.

Abgesehen von Gewohnheiten gibt es im Zusammenhang mit dem Frühstück auch eine ganze Reihe von Annahmen. So soll es angeblich die wichtigste Mahlzeit des Tages sein, es heißt, man solle frühstücken wie ein König, zu Mittag essen wie ein Edelmann und zu Abend essen wie ein Bettler. Dahinter steht die Vorstellung, dass man auf diese Weise am effektivsten die zu sich genommenen Kalorien verbrennt. Es soll sogar ein Zusammenhang zwischen Übergewicht und dem strukturellen Auslassen des Frühstücks bestehen. Ein ursächlicher Zusammenhang ist dafür in wissenschaftlichen Studien nicht nachgewiesen worden. Es ist daher viel zu kurz gegriffen zu behaupten, ein Verzicht auf das Frühstück würde zu Übergewicht führen oder man würde bei einem herzhaften Frühstück abnehmen. Es ist viel wahrscheinlicher – und auch logischer –, dass es wünschenswert ist, gerade so viel zu essen, dass man den Vormittag bis zur Zeit des Mittagessens ohne Naschen übersteht. Allerdings auch nicht so viel, dass das Frühstück zu einer gravierenden Aufnahme von Kalorien führt, die man eigentlich nicht benötigt.

Überlegen Sie also vor allem, was Sie in der Zeit nach dem Frühstück brauchen, sowohl in Bezug auf Ihre Arbeit (die aus Büroarbeit bestehen oder körperlich sehr anstrengend sein kann) als auch in Bezug auf andere Aktivitäten. Überlegen Sie auch, ob es vielleicht eine neue Routine gibt, die Sie selbst für wünschenswert halten und die Sie einführen möchten. Damit diese wirklich zu einer neuen Gewohnheit wird, an der Ihr limbisches System beteiligt ist, müssen Sie diese Routine wahrscheinlich zunächst mit dem präfrontalen Kortex sehr bewusst angehen und planen. Erst später wird sie sich dann immer mehr zu einem Automatismus entwickeln. Sorgen Sie dafür, dass Sie eine Routine finden, die zu Ihnen passt. Wenn Sie morgendliche Hektik und das Gefühl stresst, ein großes Frühstück zusammenstellen zu müssen, obwohl Sie gerade mal eine Tasse Tee gut herunterbekommen, dann ist ein solches Frühstück für Sie wahrscheinlich keine sinnvolle Wahl.

In gleicher Weise können Sie Ihre Zwischenmahlzeiten überprüfen. Wie gestalten Sie sie? Gibt es ein bestimmtes Muster und ist dieses Muster wünschenswert?

Dann gibt es noch die Hauptmahlzeiten wie Mittagessen und Abendessen. Viele werden sich noch daran erinnern, wie sie vor einigen Jahrzehnten aussahen. Oft kam die ganze Familie zur Mittagszeit nach Hause, um gemeinsam eine warme Mahlzeit einzunehmen. Nicht selten gönnten sich diejenigen, die nicht sofort an ihren Arbeitsplatz zurückkehren mussten, ein mehr oder weniger obligatorisches Mittagsschläfchen. Das klassische Abendessen bestand ausschließlich aus belegten Broten, was in anderen Ländern undenkbar wäre. Doch auch bei uns sind diese Gewohnheiten dem gesellschaftlichen Wandel unterworfen. Dafür gibt es alle möglichen Gründe wie beispielsweise die Abkehr von den traditionellen Rollen und die zunehmende Berufstätigkeit von Frauen, die

Entwicklung zu einem rund um die Uhr gesendeten Fernsehprogramm, ein leichterer Zugang zu Fertiggerichten und so weiter. Immer häufiger essen wir allein oder in wechselnden Konstellationen. Wir essen vor dem Fernseher oder an unserem Laptop. Wir essen Gerichte aus allen Herren Länder von einem Take away oder einem Lieferdienst. Manche wurden sorgfältig zubereitet, andere nur schnell in die Mikrowelle geschoben. Solange das Essen gesund, nahrhaft und nicht zu kalorienreich ist, ist dagegen nichts einzuwenden. Dass für uns heute die Küchen aus aller Welt verfügbar sind, kann man gewiss auch als Bereicherung betrachten.

Dennoch sind auch die Nachteile zu bedenken, die mit dem Rückgang von bestimmten Strukturen verbunden sind. Außerdem sind manche Essgewohnheiten günstiger als andere. Die folgende Grafik zeigt die durchschnittliche Verweildauer am Esstisch in verschiedenen europäischen Ländern.

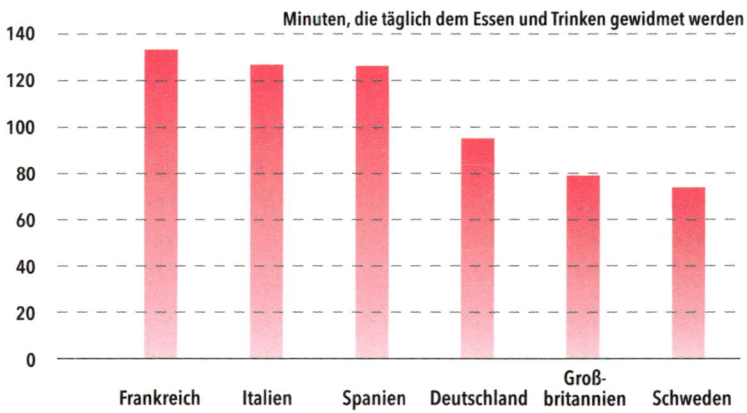

Auffallend ist, wie viel Zeit vor allem in den Mittelmeerländern wie Frankreich, Italien und Spanien bei Tisch verbracht wird. Nun ist das an sich keine große Überraschung. Wer schon einmal in diesen Ländern war, wird bemerkt haben, dass dort eine wahre »Esskultur« herrscht, bei der man Gerichten und deren Traditionen viel Aufmerksamkeit widmet und Rezepte von Generation zu Generation weitergibt. Es sind Esstraditionen, die man – nach einer Bewegung, die eigentlich ihren Ursprung in Italien hat – als *Slow-Food* bezeichnen könnte. Auf der anderen Seite gibt es aber auch Länder, in denen dies viel weniger der Fall ist. Sehr aufschlussreich war dazu ein Film des britischen Kochs Jamie Oliver: In einer Serie wollte er britische Schulkinder dazu bewegen, gesünder zu essen. Er zeigte im Klassenzimmer verschiedene Gemüsesorten und fragte die Kinder, um was es sich dabei handelt. Abgesehen davon, dass sie manchmal angewidert auf die gezeigten Produkte schauten, hatten sie oft keine Ahnung, welche Gemüse es waren. Sie waren ehrlich überrascht, als sie erfuhren, dass aus diesen roten runden Dingern an einem grünen Stielchen ihr geliebtes Ketchup gemacht wird. Die Kinder in einer italienischen Vorschule konnten Fenchel, Aubergine und vieles andere ohne Weiteres fröhlich herunterrattern. Das ist ein eindrückliches Beispiel dafür, dass diesen Kindern das Prinzip »Wisse, was du isst« schon von klein auf vertraut war. In Italien sind Übergewicht und Adipositas weniger verbreitet als im restlichen Europa. Eine traditionelle Esskultur, bei der man viel Zeit am Tisch verbringt, führt also nicht unbedingt zu Übergewicht. Wahrscheinlich ist sogar das Gegenteil der Fall. Das sorgfältige Nachdenken über eine Mahlzeit, deren Zubereitung und deren Verzehr, passt auch in das Sättigungsschema, das wir zuvor beschrieben haben. Über die Einkaufsliste nachzudenken und die Produkte tatsächlich in der Hand zu halten, die man anschließend selbst zubereitet, führt zu einem schnelleren und nachhaltigeren Sättigungsgefühl als beispielsweise der Besuch eines Fast-Food-Restaurants an der Autobahn.

Das bisher Gesagte macht deutlich, wie der präfrontale Kortex und der Hypothalamus ein wenig mehr zusammenarbeiten können, wenn es um eine dauerhafte Gewichtsabnahme geht. Wo gute und wünschenswerte Ideen genutzt werden können, um früher und dauerhafter satt zu werden. Und wie diese Ideen und Pläne schließlich für Sie und vielleicht sogar für die Menschen in Ihrem Umfeld zur Gewohnheit werden können. All dies passt gut zur Funktionsweise und zum Verhalten des limbischen Systems.

Abgesehen von seiner Beteiligung an der Ausbildung von Gewohnheiten und dem Entstehen von Erinnerungen ist das limbische System wie gesagt auch sensibel in Bezug auf soziale Interaktionen, Komplimente und Gruppendruck. Allerdings ist eine soziale Interaktion nicht wie die andere und Gruppendruck hat gewiss nicht immer eine positive Wirkung. Aus dem intensiven Kontakt mit den Teilnehmern unseres digitalen »Hamster im Kopf«-Programms wissen wir auch, dass nicht jeder begeistert davon ist, seine Pläne und Vorhaben mit anderen zu besprechen. Welche soziale Gruppe kann Ihnen persönlich helfen? Ihre Familie, Ihre Freunde oder Kollegen? Oder vielleicht auch Ihr Arbeitgeber oder Ihr Hausarzt? Lassen Sie sich von anderen bei der Planung helfen. Da ist natürlich auch ein bisschen präfrontaler Kortex mit im Spiel. Lassen Sie sich dabei helfen, Ihre Fortschritte zu beurteilen. Lassen Sie sich dabei helfen, sich an Ihr Ziel zu erinnern. Lassen Sie andere Ihren Erfolg mitfeiern. Finden Sie genau das rechte Maß an Gruppendruck, das für Sie funktioniert. Falls es Ihnen Freude bereitet, Ihre Ergebnisse in den sozialen Medien zu teilen, dann tun Sie es. Aber halten Sie sich davon fern, wenn es Sie nur zusätzlich verunsichert.

Erfolge feiern

Das Feiern Ihrer Erfolge hilft Ihnen, sich beim Verfolgen Ihres Ziels gut zu fühlen. In Momenten, in denen Ihnen Ihr Vorhaben vielleicht etwas schwerfällt, hilft es, etwas zu haben, auf das Sie sich freuen können. Es hilft Ihnen auch, eine neue Routine als etwas Angenehmes, etwas Positives zu verinnerlichen. Um Erfolge feiern zu können, müssen Sie Ihre Ziele erreichen. Setzen Sie sich also realistische Ziele. Und lassen Sie die langsam fallende Linie Ihrer Gewichtstabelle immer wieder positiv auf Ihre Gefühle wirken. Beziehen Sie auch Ihr Umfeld in die Feier Ihres Erfolgs mit ein. Indem Sie dies tun, haben Sie Ihren Erfolg stärker selbst in der Hand, und er ist nicht etwas, das Ihnen einfach widerfährt. Die Menschen in Ihrem Umfeld werden eher dazu tendieren, Sie zu unterstützen, zu ermutigen und Ihnen ein positives Feedback zu geben. Vielleicht schließen sich Ihnen ja auch andere an. Auf diese Weise wird der ganze Prozess stärker zu einer festen Gewohnheit und vielleicht zu einer Routine. Damit erreichen Sie die richtige Zusammenarbeit zwischen präfrontalem Kortex, Hypothalamus, dem limbischen System und den externen Kortexen aus Ihrem Umfeld.

WERDEN SIE IHR EIGENES RADARSYSTEM
Erkennen Sie die Reaktionen Ihres Körpers

Wie erkennen Sie einen bedrohlichen, wütenden Hamster? Wann schreit alles in Ihrem Körper nach Essen? Und was können Sie dann tun? Wie erkennen Sie den Moment, in dem Ihr präfrontaler Kortex und Ihr Hamster sich zu weit voneinander entfernen?
Der Blick auf die eigene Gewichtstabelle ist ein recht einfaches Hilfsmittel, vorausgesetzt, Sie tragen regelmäßig Ihr Gewicht ein. Ein anderes Hilfsmittel ist schon etwas komplexer. Und das ist

Ihre Herzfrequenz. Menschen, die eine Smartwatch tragen, können nen ihren Herzschlag kontinuierlich messen und dadurch Durchschnittswerte ermitteln. Dies kann zu unterschiedlichen Zeiten des Tages geschehen. Sie können die Herzfrequenz im Schlaf ermitteln, während sie sich bewegen und auch im Ruhezustand. Bei sehr trainierten und sportlichen Menschen lässt sich beobachten, dass die Herzfrequenz im Ruhezustand niedrig ist und bei Belastung schnell ansteigen kann (um nach der Belastung wieder schnell zu fallen). Aber auch bei Menschen, die zu schnell abnehmen, lässt sich im Ruhezustand eine niedrigere Herzfrequenz erkennen. Wie man die Herzfrequenz im Ruhezustand einzuschätzen hat, hängt also von mehreren Faktoren ab. Es ist zu erwarten, dass Ergebnisse von Smartwatches, Smartphones und anderen digitalen Hilfsmitteln in naher Zukunft noch mehr Informationen über die Balance zwischen unserem Energiebedarf, unserem Energieverbrauch und unserer Energieaufnahme liefern werden.

Was Ihnen ebenfalls zur Verfügung steht, ist Ihr Gefühl. Jener Teil von Ihnen selbst, der sich oft durch Vagheit und Unergründlichkeit auszeichnet (»Ich weiß nicht, was es ist, es ist nur so ein Gefühl« ist nicht unbedingt ein Satz, der bei schwierigen Gesprächen weiterhilft). Gefühle sind nun einmal komplex, für andere und für einen selbst. Dennoch kann es nützlich sein zu erkennen, was Ihr Gefühl ist, was es tut und was es Ihnen sagt. Sie können versuchen, aus dem Wirrwarr an Gefühlen und Emotionen etwas Konkreteres und Nützlicheres herauszuschälen.

Es hilft, wenn Sie sich bewusst machen, dass Gefühle eigentlich nichts anderes sind als die Interpretationen von Ereignissen in unserem Körper. Und diese Interpretationen nehmen wir selbst vor. Man versieht die Prozesse, die im eigenen Körper ablaufen und deren Bewegungen man spürt, mit einem Etikett. Diese Bewegung –

lateinisch *emovere*, von dem sich das Wort »Emotion« ableitet – ist das Ergebnis biologischer Prozesse. Man kann hier an eine erhöhte Herzfrequenz oder an die Atmung denken. Oder ein krampfiges oder auch entspanntes Gefühl im Magen.

Es ist schön, wenn wir Bewegungen in unserem Körper erkennen und lernen, sie richtig einzuschätzen. Wir beurteilen Geschehnisse aufgrund früherer Erfahrungen. Der Biologe und Psychologe Frans de Waal beschreibt dies in einer Szene in seinem Buch *Mamas letzte Umarmung. Die Emotionen der Tiere und was sie über uns aussagen*. Ein Zebra sieht in der Ferne zwei Löwen, die sich gerade paaren (ebenfalls eine Handlung, die vom Hypothalamus initiiert wird). Zunächst würde man vielleicht erwarten, dass das Zebra beim Anblick zweier Löwen erschrickt. Angst ist ja eine schützende Emotion. Doch das Zebra in der beschriebenen Szene hat keine Angst. Es weiß, dass Löwen, die sich paaren, gerade nicht an Futter interessiert sind. Die Wahrnehmung wird also durch einen Filter aus Erfahrung und Wissen beurteilt und führt dann entweder zu einem Gefühl der Angst oder eben nicht. Dieses Beispiel zeigt, dass Gefühle nicht das Gegenteil von Kognition sind oder von der Fähigkeit, Dinge zu verstehen; sie arbeiten vielmehr mit ihnen zusammen. Der Wissenschaftler Antonio Damasio, der viel über Emotionen und Gefühle geforscht hat, beschreibt dies unter anderem in seinem Buch *Ich fühle, also bin ich*. Emotionen und Gefühle können im Körper als Boten dienen und von Dingen berichten, die innerhalb und außerhalb des Körpers vor sich gehen. Manchmal lässt sich eine Empfindung eindeutig lokalisieren, zum Beispiel bei körperlichen Schmerzen (»Mein Fuß tut weh, oh, schau mal, eine Heftzwecke«). Bei Dingen außerhalb des Körpers ist es manchmal weniger klar (»Was für eine unheimliche Gasse. Ob da wohl jemand Gefährliches herumläuft?«).

Hunger

Dieser Mechanismus spielt durchaus auch bei der Gewichtsabnahme eine Rolle. Der Hypothalamus kann bemerken, dass sich, beispielsweise bei einer Crash-Diät, die Fettreserven des Körpers zu schnell verringern, und dies in ein Hungergefühl im Magen übersetzen. So entsteht ein – teilweise fast unwiderstehlicher – Anreiz, dem Magen wieder Nahrung zuzuführen.

Hungergefühle können unterschiedlich sein. Ein knurrender Magen um 17:30 Uhr nach einem langen Arbeitstag ist nicht dasselbe wie ein ständiges Hungergefühl während einer Crash-Diät. Mithilfe des präfrontalen Kortex kann man dieses Gefühl reflektieren. Wenn man weiß, dass sich das eigene Gewicht tatsächlich schneller als gewünscht reduziert, ist das ständige Hungergefühl ein Hinweis darauf, dass der Hypothalamus protestiert. Ein knurrender Magen bei einer langsam fallenden Linie in Ihrer Gewichtstabelle kann bedeuten, dass Sie dem Gefühl mit gezielten Interventionen – wie kalorienarmen Snacks – vorbeugen können, bis es Zeit für die nächste Mahlzeit ist. Das ist nicht einfach, aber Sie können alle Ihre Hirnregionen einsetzen, um zu vermeiden, in die altbekannten Fallen zu tappen.

Andere Emotionen und Gefühle

Hunger ist definitiv nicht das Einzige, was Menschen auf ihrem Weg zur Gewichtsabnahme oder bei den Versuchen abzunehmen empfinden. Es ist durchaus möglich, dass Sie im Laufe einer langsamen und dauerhaften Gewichtsabnahme Gefühle der Ungeduld und Unzufriedenheit durchleben. Vielleicht empfinden Sie aber auch nur Stolz und Freude darüber, langsam abzunehmen. Außerdem kann es hilfreich sein zu überlegen, ob es noch andere Beziehungen zwischen Emotionen und Gefühlen einerseits und Essen und Bewegung andererseits gibt. Essen kann besonders für den Umgang mit negativen Emotionen und Gefühlen bedeutsam sein. In manchen Artikeln, Beiträgen oder Sendungen wird gelegentlich der Eindruck erweckt, Essen und Übergewicht wären fast immer ein Ausdruck von Stress oder der Unfähigkeit, mit »Gefühlen oder Kummer umzugehen«. Als wäre jeder Übergewichtige beklagenswert oder traurig. Dies ist jedoch sehr oft nicht der Fall. Es gibt allerdings die Angewohnheit, Schmerzen, Kummer oder Frustrationen durch Essen zu lindern. Oft auch mit einem Essen, das man als Comfort Food bezeichnen kann. Ganz unlogisch ist das nicht. In der Kinderheilkunde wird bei kleinen Babys die nachweislich schmerzlindernde und stressreduzierende Wirkung des Stillens oder einer Zuckerlösung eingesetzt, zum Beispiel wenn ein Baby Blut abgenommen bekommen muss. Auch wenn sie etwas älter sind, werden Kinder, wenn sie hingefallen sind, schon seit Jahr und Tag mit einer Süßigkeit getröstet (»Ein Bonbon, und alles ist wieder gut!«). Darüber, ob diese Methoden, Schmerzen zu lindern und zu trösten, richtig sind oder nicht, ist das letzte Wort sicherlich noch nicht gesprochen. Tatsache ist, dass Essen manchmal dazu genutzt wird, negative Gefühle zu dämpfen. Es kann daher sinnvoll sein, dass wir uns selbst prüfen, ob das auch bei uns eine Rolle spielt.

Alles in allem lässt sich sagen, dass es ratsam ist, all diese Gefühle zu antizipieren, um sie gewissermaßen vorauszuplanen. Auch das digitale Begleitprogramm zu dieser Methode hilft Ihnen, bei einer langsamen Gewichtsabnahme ein positives Gefühl zu bekommen. Es ist hoffentlich klar, dass es Momente der Stagnation oder einen kleinen Rückfall geben kann. Bedenken Sie, dass es bei dieser Methode keinen Zeitplan gibt, den Sie einhalten müssen. Sie können den Faden immer und überall wieder aufnehmen, ohne dass Sie das Gefühl haben müssen, versagt zu haben.

Kernpunkte dieses Kapitels:

» Es ist hilfreich, Freunde und Familienmitglieder einzubeziehen, um Ihr Ziel zu erreichen.

» Ihr limbisches System kann Ihnen helfen, neue und wünschenswerte Routinen zu schaffen.

» Bei dieser Methode gibt es keinen Zeitplan.

» Sie können den Faden immer wieder aufnehmen, ohne das Gefühl zu haben, versagt zu haben.

» Feiern Sie Ihren Erfolg!

Teil III:
Die »Hamster im Kopf«-
Methode

3.1

EIN AKTIONSPLAN

WAS WERDEN WIR TUN?
Die negative Energiebilanz

Wir bemühen uns, eine leicht negative Energiebilanz zu erreichen. Anders ausgedrückt: Wir versuchen, täglich etwas mehr zu verbrennen, als wir essen. Die Worte »leicht« und »negativ« sind hier von gleichrangiger Bedeutung. Ihre Bilanz muss nun einmal negativ sein, sonst nehmen Sie nicht ab. Aber sie darf auch nicht übermäßig negativ sein, sonst wird Ihr Hamster wütend und macht irgendwann Rabatz – was zur Folge hat, dass Sie wieder zunehmen. Eine stark negative Energiebilanz, wie sie sich zum Beispiel bei einer Crash-Diät ergibt, ist daher – darauf haben wir schon öfter hingewiesen – nicht mit dem Ziel einer dauerhaften Gewichtsreduktion vereinbar.

Um eine leicht negative Energiebilanz zu erreichen, gilt es, auf das Verhältnis zwischen Ernährung und Verbrennung zu achten. Dabei ist es hilfreich, Ihr Bewegungsmuster etwas zu erhöhen, während Sie Ihre Nahrungsaufnahme gleichzeitig etwas verringern. Wir werden Ihnen an diesen Punkten helfen, sich durch kleine Änderungen andere, wünschenswertere Routinen und Gewohnheiten anzueignen, um Ihr Verhalten nach und nach etwas umzuprogrammieren. Und durch die Aneignung neuer Routinen wird dieses Verhalten wirklich zu etwas, das Ihnen entspricht, ohne dass es sich zu einer Obsession auswächst. Den Ausgangspunkt bildet hierbei die Idee des Netzwerks der drei Hirnareale, die wir in Kapitel 2.1 *Von unbewusst zu bewusst* beschrieben haben.

Neue Routinen macht man sich natürlich nicht über Nacht zu eigen. Und sein Verhalten programmiert man nicht mal so eben an einem Wochenende um. Das lässt sich auch am Beispiel von Danny, dem Weltmeister im Abnehmen, sehen. Er hatte sein Ziel, eine Menge Gewicht zu verlieren, erreicht. Doch das Erreichen dieses Ziels ging mit zwei gravierenden Nebeneffekten einher: Er hatte einen völlig gestressten Hamster im Kopf, der nichts lieber wollte, als alles, was er verloren hatte, wiederzugewinnen. Und sein limbisches System, das Areal, wo Routinen und Gewohnheiten allmählich Gestalt annehmen, war nicht in der Lage, mit dem ganzen Prozess Schritt zu halten. Es kam nicht zu einer dauerhaften Veränderung, zu neuen Verhaltensgewohnheiten. Das zeigte sich deutlich, als er in seiner vertrauten Umgebung seine alten, eingefahrenen Routinen wieder aufnahm.

Ziele wie eine Gewichtsreduktion sind sicherlich sinnvoll, aber das Erreichen eines geringeren Gewichts ist kein Ziel an sich, um es etwas verklausuliert zu sagen. Ziele sind nützlich, weil sie die Richtung angeben, in die man gehen will. Aber das ist nicht die ganze Geschichte. Vielleicht noch wichtiger als das Ziel selbst ist die Methode, mit der man es erreicht. Wenn man mit seiner Methode erst einmal einen richtigen Schritt gemacht und eine unerwünschte Gewohnheit in eine wünschenswerte verwandelt hat, dann hat man schon ein Teilziel erreicht. Auch wenn sich das nicht immer gleich in einem sichtbaren Ergebnis bemerkbar macht.

James Clear beschreibt das in seinem Buch *Die 1%-Methode – minimale Veränderung, maximale Wirkung* sehr schön anhand eines Eiswürfels in einem kühlen Raum. In diesem Beispiel bittet er seine Leser, sich einen Eiswürfel auf einem Tisch in einem Raum mit einer Temperatur von minus sieben Grad Celsius vorzustellen. Dieser Eiswürfel wird nicht schmelzen. Aber nehmen wir an, Sie heizen den Raum langsam auf. Bis zum Erreichen der Temperatur von null Grad wird mit dem Eiswürfel nichts passieren. Erst wenn die Temperatur über null Grad ansteigt, beginnt der Eiswürfel zu schmelzen. Die allmähliche Erwärmung des Raumes wird also zunächst nicht an dem Ergebnis eines schmelzenden Eiswürfels sichtbar, aber sie wird dennoch zum Endergebnis beitragen: zu dessen Umwandlung in Wasser. Der Prozess, der zunächst nicht sichtbar war, ist für das Ergebnis wesentlich.

Sie ahnen wahrscheinlich schon, worauf das hinausläuft, denn das Gleiche gilt für die Veränderung Ihres Verhaltens, wenn Sie abnehmen wollen. Angenommen, Sie essen immer ein wenig mehr, als Sie verbrennen, Sie haben also eine positive Energiebilanz. Ihr Gewicht wird sich dann mit der Zeit ein wenig erhöhen. Wenn Sie dann Ihre Gewohnheiten allmählich so verändern, dass Ihre Energiebilanz kontinuierlich etwas weniger positiv und schließlich sogar negativ wird, dann werden Sie irgendwann anfangen, Gewicht zu verlieren. Das Ergebnis dieser ersten Phase wird sich noch nicht auf der Waage zeigen, aber es spielt dennoch im gesamten Prozess eine sehr wichtige Rolle.

Vergessen Sie daher nicht, sich selbst auf die Schulter zu klopfen, wenn Sie Ihre Gewohnheiten in die richtige Richtung lenken. Auch wenn sich herausstellt, dass Sie Ihr Ziel noch nicht ganz erreicht haben. Denn angenommen, Sie verlieren in einem Jahr sieben Kilo statt der zehn, die Sie sich als Ziel gesetzt hatten, sind Sie dann gescheitert? Wir würden sagen: Nein, Sie haben etwas wirklich Gutes und Erstrebenswertes zustande gebracht. Außerdem würden wir Ihnen empfehlen, mit diesen neuen Gewohnheiten sehr langsam fortzufahren. Wenn die Richtung Ihres neuen Verhaltens stimmt, kann von Scheitern nie die Rede sein, schließlich geht es hier nicht um eine In-einem-Monat-zur-Bikinifigur-Methode.

Im Verlauf dieses Programms werden wir mit Ihnen viele kleine Schritte in die richtige Richtung gehen. Der Vorteil eines kleinen Schrittes ist der, dass er einfach zu setzen ist. Sie müssen nicht im untrainierten Zustand plötzlich einen Marathon laufen. Bei einem solch kleinen Schritt ist es nützlich, die Perspektive im Blick zu behalten. Wenn Sie einmal laufen, statt das Auto zu nehmen, werden Sie nicht sofort abnehmen. Dennoch handelt es sich dabei um einen guten Schritt. Auch wenn Sie einmal einkaufen gehen und selbst kochen, statt sich Essen liefern zu lassen, werden Sie nicht gleich abnehmen. Dennoch: Es ist ein guter Schritt.

Wenn Sie *einmal* einen kleinen Schritt gemacht haben, können Sie ihn öfters machen. Ein wünschenswerter Schritt, den man häufig tut, schafft eine gute Routine. Nun muss eine gute Routine noch keine dramatisch positiven Auswirkungen auf Ihr Gewicht haben. Aber angenommen, sie trägt ein paar Prozent zu Ihrem neuen gesunden Lebensstil bei, dann ist das doch schon etwas. Dann geht es nur noch darum, ein paar weitere dieser kleinen Schritte zu einer Routine werden zu lassen. Denn viele gute Routinen führen letztlich zu einem guten Verhalten, das sich für Sie natürlich und vertraut anfühlen wird. Das ist das Werk des limbischen Systems, das so die Möglichkeit erhält, das Verhalten zu speichern und ins tägliche Handeln einzupassen. Ganz anders als bei den oben erwähnten Crash-Diäten, bei denen es einfach keine Zeit dafür gibt, das hinzukriegen. Unser digitales Begleitprogramm kann Ihnen dabei helfen, diese kleinen Schritte zu machen und beständige Routinen und Gewohnheiten zu schaffen. Mehr dazu in Kapitel 3.3 *Los geht's!*

Die Vorteile

Diese Methode bietet ein paar klare Vorteile. Das Wichtigste dabei ist: Sie dürfen essen. Sie dürfen sogar gut essen. Denn worauf wir bereits hingewiesen haben: Das Essen ist kein Feind. Es ist sogar eine Notwendigkeit, wenn Sie Ihren Hamster nicht wütend machen wollen. Sie werden selbstverständlich weniger essen als vorher. Aber das ist ja auch der Sinn der Sache. Doch auch wenn Sie nun weniger essen, bedeutet das nicht, dass Sie wie bei einer Crash-Diät jedes Salatblatt und jedes Karöttchen wiegen müssen, um zu sehen, ob es noch erlaubt ist. Um es einfach zu sagen: Unsere Methode basiert nicht auf einem Rohkost-ohne-Dressing-Konzept.

Das führt uns zu einem weiteren Vorteil. Es steht Ihnen ziemlich frei zu essen, was Sie wollen. Das heißt, wir geben keine Ratschläge zu Lebensmitteln oder Ernährungstrends. Wir wissen, dass viele Diäten anfangs scheinbar gut funktionieren, weil sie mit Begeisterung und Aufmerksamkeit begonnen werden. Diese Aufmerksamkeit ist immer die große Gemeinsamkeit, die all die vielen verschiedenen Diäten verbindet. Sie ist auf das Phänomen zurückzuführen, dass sich große Gruppen von Gehirnzellen im präfrontalen Kortex ganz auf das Vorhaben abzunehmen konzentrieren. Das ist ein viel bedeutenderer Faktor als die Frage, ob es erlaubt oder nicht erlaubt ist, Kohlenhydrate oder Fett oder nur bestimmte Kombinationen zu essen, oder ob man Intervallfasten machen sollte. Solange Sie eine leicht negative Energiebilanz im Blick haben, sind Sie in Ihrer Essenswahl ziemlich frei. Wenn Ihnen mediterrane Ernährung zusagt, wählen Sie diese. Wenn Sie eine Woche später Lust auf gutbürgerliche Küche (mit Kartoffeln, Gemüse und Fleisch) haben, können Sie sich auch dafür entscheiden. Oder möchten Sie vielleicht mal einen Blick in die japanische Küche werfen? Kein Problem. Einen Speiseplan, der Ihnen nicht zusagt, werden Sie ohnehin kaum lange beibehalten. Er sollte allerdings auch nicht so unwiderstehlich sein, dass Sie nicht aufhören können zu essen.

Darüber hinaus ist noch der Aspekt des gesundheitlichen Wertes Ihrer täglichen Nahrung zu beachten. Abzunehmen und sich gesund zu ernähren, ist natürlich möglich, aber es muss nicht zwangsläufig Hand in Hand gehen. Um den Gesundheitswert Ihrer täglichen Mahlzeiten geht es in diesem Buch daher auch nicht. Der Punkt ist, dass das Thema »gesunde Ernährung« wirklich ein eigener Gegenstand ist und genug Stoff für ein ganzes Buch liefern würde. Zum Glück gibt es solche Bücher schon, und es gibt auch gute Websites mit Hintergründen, Informationen und Rezepten, dazu später mehr.

Suchen Sie in diesen Büchern und auf diesen Websites nach einem Ernährungsmuster, das zu Ihnen passt. Und planen Sie damit Ihre Mahlzeiten und möglichen Zwischenmahlzeiten unter Berücksichtigung ihres Kalorienwertes. Damit sind Sie auf dem richtigen Weg schon ein ganzes Stück weiter.

Ein weiterer Vorteil: Da Sie bei dieser Methode täglich genug essen sollen (und trotzdem noch viel Entscheidungsfreiheit haben, was Sie essen), wird das Hungergefühl die meiste Zeit nicht so schlimm ein. Wir möchten nicht sagen, dass Sie es nie spüren werden; Hunger ist manchmal ein subjektives Gefühl, das der eine stärker empfindet als der andere, aber es ist nicht mit den Hungergefühlen zu vergleichen, die Sie bei einer Crash-Diät haben würden. Außerdem lehren wir Sie vorauszusehen, wann das Gefühl auftreten könnte, und welche sinnvollen Vorkehrungen Sie dagegen treffen können. Dieses (weitgehende) Vermeiden von Hunger ist ein wesentlicher Vorteil unserer Methode. Denn Hunger ist ein entscheidender Faktor dafür, dass Menschen den Versuch, ihr Gewicht zu reduzieren, wieder aufgeben. Unkontrollierbarer Hunger ist eine der schärfsten Formen von Gegenwehr, die der Hypothalamus zum Einsatz bringt. Er wird sich auch bei unserer Methode wehren, wenn er allmählich bemerkt, dass ein substanzieller Teil des Fettvorrats verschwunden ist. Wenn es gut geht, wird dieser Widerstand jedoch erkennbar und besser beherrschbar sein. Und so schwierig der ganze Weg des Abnehmens und Gewichthaltens auch ist, so liegt darin doch der Unterschied zwischen einem erreichbaren und einem unerreichbaren Gewichtsverlust.

Schließlich ist noch hervorzuheben, dass es keinen Zeitdruck gibt. Das ist keine In-zwölf-Wochen-schlank-Methode. Es kann sein, dass Ihr Gewicht eine Weile stagniert oder sich sogar wieder erhöht. Kein Problem, nehmen Sie den Faden einfach wieder auf und machen Sie weiter. Solange die Schwankungen nach oben oder unten nicht zu stark ausfallen, ist alles okay.

Die Nachteile

Es gibt auch Nachteile, zumindest wenn man die Methode aus der Sicht »klassischer« Abnehmversuche betrachtet. Der gefühlt größte Nachteil ist das langsame Tempo, in dem Sie abnehmen werden. Aber nach allem, was Sie über die Bedeutung des langsamen Abnehmens gelernt haben, wissen Sie jetzt, dass dies auf längere Sicht der größte Vorteil ist. Oder um es mit den Worten des berühmten holländischen Fußballspielers Johan Cruyff zu sagen: Jeder Nachteil hat seinen Vorteil.

Außerdem ist es eine Methode, die wirklich etwas von Ihnen fordert. Sie verlangt Engagement, Motivation und Fokussierung. Das ist wirklich etwas anderes, als nach einem festen Schema dreimal täglich einen Shake zu trinken. Aber das Nachdenken über die drei Hirnregionen ist schon eine Form, sich auf Ihren Prozess zu fokussieren. Es ist ein Teil des Bewusstwerdungsprozesses von Mustern und Gewohnheiten und damit ein Teil Ihres zukünftigen Erfolgs: eines dauerhaft reduzierten Gewichts.

3.2

DIE VORBEREITUNG

WER SIND SIE? WAS WOLLEN SIE?
Die heutige und die gewünschte Situation

Sie wären nicht der erste Mensch, der einfach von einem Moment zum anderen abzunehmen beginnt. Sie wachen eines Morgens auf und sagen sich: »Ich bin zu schwer und dagegen werde ich jetzt etwas tun.« Sie fangen an, viel weniger zu essen und sich viel zu bewegen, und nehmen ab. Aber Sie wären auch nicht der Erste, der einige Zeit nach einer solchen Aktion genauso viel auf den Rippen hat wie vorher, wenn nicht gar mehr.

Da Fokussierung eines der Schlüsselelemente unserer Methode ist, ist es wichtig, sich zu überlegen, worauf genau Sie eigentlich den Fokus legen möchten. Die einfachste Antwort auf diese Frage ist: auf Ihr Ziel abzunehmen. Aber das ist wahrscheinlich noch nicht genau genug. Wie viel möchten Sie abnehmen? Und warum? Sind Sie unzufrieden mit Ihrem Bauch oder wollen Sie einfach nur fitter sein? Oder sich gesünder fühlen? Um wirklich zu klären, worin Ihr Ziel besteht, und besonders, wie Sie es erreichen wollen, ist es wichtig, Ihre aktuelle Situation zu kennen. Was wiegen Sie? Wie groß ist Ihr Bauchumfang? Wie viel bewegen Sie sich?

Dann bestimmen Sie Ihr Ziel: Was ist Ihr Zielgewicht? Wie groß ist der Bauchumfang, den Sie anstreben? Bis wann möchten Sie Ihr Ziel erreichen? Gehen Sie von einem Gewichtsverlust von maximal zehn Kilo pro Jahr aus. In der Praxis bedeutet das maximal 200 Gramm pro Woche, wobei Sie wahrscheinlich in der einen Woche etwas mehr und in der anderen etwas weniger abnehmen werden.

Was ist zu schwer?

Übergewicht und Adipositas werden mithilfe des Body-Mass-Index (BMI) ermittelt. Dazu wird das Gewicht in Kilogramm durch das Quadrat der Körpergröße in Metern geteilt. Eine 1,80 Meter große und 85 Kilogramm schwere Person hat also einen BMI von 85 geteilt durch (1,8 x 1,8) = 26,2.

Die Klassifizierung des BMI ist in Tabelle 1 dargestellt. Von einem Normalgewicht spricht man bei einem BMI zwischen 18,5 und 24,9. Einen BMI von 25,0 bis 29,9 gilt als übergewichtig. Ein BMI von 30,0 bis 39,9 und einen BMI von 40 und höher bezeichnet man als Adipositas beziehungsweise als morbide Adipositas. Das Wort morbid bedeutet wörtlich übersetzt »krankhaft« und steht in diesem Zusammenhang für schwerwiegend oder gesundheitsgefährdend.

Es spricht jedoch einiges dagegen, sich allein auf den BMI zu beziehen, wenn es darum geht festzustellen, ob ein unerwünschtes Übergewicht vorliegt. Rico Verhoeven wog zum Beispiel 116,2 kg, als er im Juni 2018 zum siebten Mal erfolgreich seinen Weltmeistertitel im Kickboxen verteidigte. Bei seiner beeindruckenden Körpergröße von 1,96 Meter lag sein BMI zu dieser Zeit bei 30,2. Aber auf die Idee zu behaupten, dass er an Adipositas leide, wäre wohl niemand gekommen. Dieses Beispiel zeigt gut, dass man noch mehr Informationen braucht, um die gesundheitliche Verfassung einer Person in Bezug auf ihr Körpergewicht zu beurteilen.

Der Bauchumfang kann dabei helfen, das Risiko gesundheitlicher Beeinträchtigungen einzuschätzen. Denn nicht nur die Kilos und die absolute Menge an Fett, sondern auch die Fettverteilung ist wichtig. Fett im Bauchbereich ist wesentlich ungesünder als solches, das sich an Hüfte oder Gesäß anlagert. Der BMI liefert diese Information nicht und ist daher für sich genommen nicht aussagekräftig genug.

Die maßgebliche Information in Bezug auf die Frage, ob wir zu schwer sind, bekommen wir über den Bauchumfang. Wie das Beispiel von Rico Verhoeven zeigt, können der Fettanteil und die Fettverteilung bei Menschen mit gleichem BMI sehr unterschiedlich sein. Solche Unterschiede lassen sich auch schon zwischen Männern und Frauen und zwischen Menschen unterschiedlichen Alters feststellen. Bei Erwachsenen reicht der BMI in Kombination mit dem Bauchumfang aus, um den Risikograd für gesundheitliche Beeinträchtigungen zu bemessen. Ein großer Bauchumfang ist ein bedeutender Risikofaktor für einen vorzeitigen Tod. Den Bauchumfang kann man auch dazu nutzen, die Effektivität eines Abnehmprogramms zu beurteilen.

Tabelle 1 BMI und Bauchumfang bei Erwachsenen

Normalgewicht	BMI 18,5-24,9	
Übergewicht	BMI 25-29,9	
Adipositas	BMI 30-39,9	
Morbide Adipositas	BMI ≥ 40	
	Männer	Frauen
Normaler Bauchumfang	≤ 94 cm	≤ 80 cm
Vergrößerter Bauchumfang	94-102 cm	80-88 cm
Gravierend vergrößerter Bauchumfang	≥ 102 cm	≥ 88 cm

Quelle: https://www.who.int/publications/i/item/9789241501491

147

Wo liegen die Schwierigkeiten?

Generell kann man sagen, dass es für Ihre Gesundheit gut ist, wenn Sie ein hohes Körpergewicht langsam auf ein niedrigeres reduzieren. Aber das ist nicht der einzige Aspekt, der zu beachten ist. Wie steht es eigentlich zu Anfang Ihres Abnehmprojekts um Ihre Gesundheit? Sind Sie gesund und fit und steht Ihrem Vorhaben nichts im Wege? Großartig! Es ist aber auch möglich, dass es Faktoren gibt, die Sie beim Abnehmen berücksichtigen sollten. Etwa wenn Ihre körperliche Konstitution besondere Beachtung erfordert oder bei Ihnen ein erhöhtes Risiko für unerwünschte Situationen besteht. Hierbei ist etwa an Herz-Kreislauf-Erkrankungen oder schweres Asthma zu denken. Das sind Beispiele für Erkrankungen, bei denen man nicht ohne Beratung und Vorausplanung plötzlich beginnen sollte, intensiv Sport zu treiben. Ein weiteres Beispiel ist Diabetes, insbesondere wenn Insulininjektionen erforderlich sind. In diesem Fall ist es wichtig, neue Essgewohnheiten in Absprache mit einem Arzt festzulegen, um plötzliche Schwankungen des Blutzuckerspiegels zu vermeiden. So oder so kann es nicht schaden, wenn Sie, gerade bei starkem Übergewicht, einen Mediziner Ihres Vertrauens zurate ziehen, bevor Sie mit dem Abnehmen beginnen. Es kann sein, dass Ihre körperliche Situation es erforderlich macht, vorsichtig zu beginnen. Außerdem gibt es womöglich auch Umstände, die das Abnehmen von vornherein erschweren, beispielsweise eine Unterfunktion der Schilddrüse oder die Einnahme von Medikamenten, die sich auf Ihr Gewicht und/oder Ihren Appetit auswirken. Auch hinsichtlich dieser Punkte ist es sinnvoll, sich zu Beginn Ihres Weges einen Überblick über Ihre gesundheitliche Situation zu verschaffen. Nehmen Sie Medikamente? Beeinflussen diese Ihren Appetit oder Ihr Gewicht und können Sie sie gegebenenfalls absetzen oder austauschen? Viele verordnete Medikamente oder Medikamentengruppen, die als Nebenwirkung einen erhöhten Appetit oder einen verminderten Ruhestoffwechsel haben, gehören zu folgenden Kategorien:

» Antidepressiva
» Medikamente gegen Bluthochdruck
» Kortikosteroide
» Antihistaminika

Es kann daher ratsam sein, Ihren Hausarzt zu konsultieren und ihn in Ihren Plan einzuweihen. Mit ihm können Sie Ihre Ausgangssituation besprechen, womöglich auch in Verbindung mit einer körperlichen Untersuchung und der Bestimmung einiger maßgeblicher Blutwerte. Vom selbstständigen Absetzen von Medikamenten ist strengstens abzuraten.

Zur Einschätzung Ihrer aktuellen Situation gehört natürlich auch die Bewertung des Zustands Ihrer Knochen, Muskeln und Gelenke: des sogenannten Bewegungsapparats. Wie nutzen Sie derzeit Ihren Bewegungsapparat? Wie und wie viel bewegen Sie sich im Alltag? Haben Sie irgendwelche Verletzungen oder Schmerzen? Dies ist wichtig, da sich eine schlummernde Verletzung bei falschem Training schnell verschlimmern kann. Es ist wohl unnötig zu erwähnen, dass das für Ihren Plan abzunehmen alles andere als günstig wäre. Es kann sehr lohnend sein, etwa nach Rücksprache mit Ihrem Arzt einen Physiotherapeuten aufzusuchen und ihn in Ihren Aktionsplan einzubeziehen.

Wo finden Sie nun einfache Möglichkeiten, sich mehr zu bewegen? Können Sie mit dem Rad zur Arbeit fahren? Oder an einigen Abenden in der Woche abends spazieren gehen? Ändern Sie Ihr Bewegungsmuster auf realistische Weise. Sie müssen wirklich nicht fünfmal die Woche zwei Stunden ins Fitnessstudio gehen, wenn Sie das nicht möchten. Aber bei der Suche nach naheliegenden Gelegenheiten für mehr Bewegung verhält es sich ähnlich wie bei der Suche nach reifen Früchten: Es wäre Verschwendung, die niedrig hängenden Früchte zu ignorieren.

Oben haben wir über die Evaluation Ihrer **körperlichen Verfassung** zu Beginn Ihres Projekts gesprochen. Doch es ist sicherlich auch wichtig, sich anzuschauen, wie es Ihnen **mental** in Bezug auf das Thema dauerhaftes Abnehmen geht. Es wäre sogar unlogisch, diese beiden Aspekte nicht gemeinsam unter die Lupe zu nehmen, da Ihr Gehirn und Ihr Körper, Ihre Gedanken, Gefühle und Emotionen doch so eng miteinander verbunden sind.

Im mentalen Bereich gibt es im Grunde zwei zentrale Themenkomplexe, die man näher beleuchten sollte. Der eine ist allgemeiner Natur: **Wie geht es Ihnen?** Wir wissen, dass Niedergeschlagenheit oder vielleicht sogar ein gewisses Maß an Depressivität auf das Starten neuer Initiativen hemmend wirken kann. Ein ambitioniertes Projekt wie dieses, das man sehr konzentriert angeht und bei dem man den Versuch unternimmt, alte Gewohnheiten zu ändern, kann sich als sehr schwierig erweisen.

Beim zweiten Themenkomplex geht es speziell ums Essen. **Wie ist Ihr Verhältnis zum Essen?** Hat Essen eine übermäßige Bedeutung in Bezug darauf, wie Sie sich fühlen? Man könnte dabei etwa an Essen als Trost denken, wenn man sich schlecht fühlt, an Essen als Belohnung, wenn Sie etwas gut gemacht haben, oder auch an Heißhungerattacken oder sogar Essstörungen. Vielleicht üben bestimmte Nahrungsmittel einen fast unwiderstehlichen Reiz auf Sie aus. Beim Thema Essen sollte man miteinbeziehen, ob Alkohol für Sie eine große Rolle spielt (siehe nächste Seite).

Wenn Ihnen das oben Gesagte in irgendeiner Weise bekannt vorkommt, kann es hilfreich sein, mit jemandem darüber zu sprechen. Auch hier ist der Besuch beim Hausarzt ein erster guter Schritt, der durchaus ein oder mehrere Gespräche etwa mit einem Psychologen oder einem Coach nach sich ziehen könnte. In solchen Gesprächen ist es auch nützlich, den Einfluss von Stress auf Ihr Leben und die damit verbundenen Muster zu erkennen. Stress abzubauen, wirkt sich günstig auf unerwünschtes Essverhalten und Schlaflosigkeit aus (siehe auch den Abschnitt *Ihr Hypothalamus und Stress* in Kapitel 2.2).

Alkohol

In seiner jüngsten Leitlinie schreibt der Gesundheitsrat der Niederlande, dass es besser ist, ganz auf Alkohol zu verzichten. Diese Empfehlung hat einige Kritik hervorgerufen, vor allem von der Getränkeindustrie, zum Beispiel von der Stiva (Stiftung für verantwortungsvollen Alkoholkonsum). Die Kritiker führen wissenschaftliche Hinweise an, dass mäßiger Alkoholkonsum gesundheitliche Vorteile haben könnte. Inzwischen hat sich allerdings unwiderlegbar erwiesen, dass diese Hinweise zur Gänze auf fehlerhaft durchgeführten und fehlinterpretierten Untersuchungen beruhen.

Kurz gesagt, der Irrglaube, dass *wenig* Alkohol zu trinken vorteilhafter sei, als *keinen* Alkohol zu trinken, beruht darauf, dass in Studien aus den 1980er-Jahren alle Nichttrinker über einen Kamm geschoren wurden. Unter ihnen gab es »echte« Nichttrinker: Menschen, die noch nie getrunken hatten – weil sie es nicht mochten, aus religiösen Gründen, aus Überzeugung oder weil sie festgestellt hatten, dass sie keinen Alkohol vertrugen. Darüber hinaus gab es aber auch Menschen, die aus medizinischen Gründen nicht (mehr) tranken. Dabei handelte es sich um Menschen, die schon nicht mehr ganz so gesund waren und deshalb beispielsweise Medikamente einnahmen, die sich mit Alkohol nicht vertrugen. Oder es handelte sich um starke Ex-Trinker, deren Gesundheit bereits schwer angeschlagen war. Die Gruppe der Nichttrinker schien daher aufgrund der letzten Kategorien ungesünder zu sein. Wenn die Gruppe der Nichttrinker in Bezug auf diese Kategorie – sowie in Bezug auf andere Faktoren wie Bildung und Einkommen – korrigiert wird, bleibt von der positiven Wirkung von ein oder zwei Gläsern pro Tag interessanterweise nichts mehr übrig.

René Kahn, Professor für Psychiatrie und ehemaliges Mitglied des Gesundheitsrates der Niederlande, vermittelt in seinem Buch *Op je gezondheid?* (Auf deine Gesundheit?) ein gutes Bild von den negativen Folgen des Alkoholkonsums. Die wenig erheiternde Liste macht deutlich, dass Alkohol einen starken Einfluss auf einen schnelleren Tod durch Herz- und Gefäßkrankheiten sowie auf Lebererkrankungen und tödliche Unfälle hat. Außerdem wirkt sich Alkoholkonsum sehr ungünstig auf die Entstehung von Krebserkrankungen wie Speiseröhren-, Magen-, Bauchspeicheldrüsen-, Prostata- sowie Dick- und Dünndarmkrebs aus. Wie das *Journal of Clinical Oncology* 2017 berichtete, sind weltweit 5,5 Prozent aller Krebserkrankungen und 5,8 Prozent aller Krebstodesfälle auf den Alkoholkonsum zurückzuführen.

Es ist noch eine weitere wichtige Tatsache zu erwähnen: Wie man es auch dreht und wendet, alkoholische Getränke sind kalorienreich. Hier ein paar Beispiele:

Ein 150-ml-Glas Rotwein hat 123 kcal. Angenommen, Sie trinken jeden Tag zwei Gläser, dann nehmen Sie 246 kcal zu sich. Das macht etwa zehn Prozent des täglichen Energiebedarfs eines erwachsenen Mannes aus, der nicht abnehmen will. Eine Dose Bier hat 132 kcal. Die kräftigeren Biere haben sogar 200 bis 250 kcal pro Flasche. Cocktails können mit mehr als 300 kcal pro Getränk zu Buche schlagen.

Dann gibt es noch eine weitere Kategorie, die des gesunden Menschenverstands und der eigenen Erfahrung. Viele Menschen werden einräumen, dass Alkohol nicht immer leicht zu dosieren ist. Mit dem Vorsatz, sich »ein Gläschen« zu genehmigen, landet man manchmal doch bei mehr als einem. Weingläser enthalten zudem oft mehr als 150 ml. Und wenn man ein schönes Glas Wein trinkt, isst man manchmal auch etwas dazu. Und das sind beileibe nicht immer rohe Karotten oder Blumenkohl. Oft sind es Käse, Nüsse oder ein Stück Wurst. Und gegen Ende eines durchzechten Abends bekommt man manchmal noch Lust auf einen fettigen Snack wie eine Pizza oder Pommes mit Ketchup und Mayonnaise.

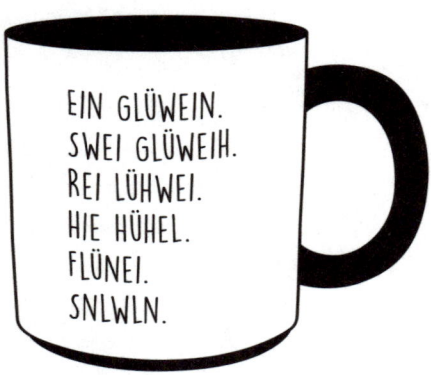

Was Ihnen vielleicht auch nicht unbekannt ist: Mit einer zunehmenden Anzahl von Gläsern wird es immer schwieriger,
genau mitzuzählen und sich zu merken, was man tatsächlich
gegessen und getrunken hat.

Alles oben Gesagte hat mit den Funktionen und Eigenschaften des präfrontalen Kortex und des Hypothalamus
zu tun. Die Funktionen des präfrontalen Kortex verringern
sich im betrunkenen Zustand schnell. Während der Kortex
im nüchternen Zustand bei der Ausführung schwieriger
Aufgaben, beim Fokussieren und beim logischen Denken
brilliert, verschlechtern sich diese Vermögen mit jedem ge-
trunkenen Glas rapide. Die Fähigkeiten, komplizierte Sätze
zu artikulieren, komplexere motorische Tätigkeiten (wie den
Schlüssel ins Schloss der Haustür zu stecken) zu bewältigen
und vernünftige Entscheidungen zu treffen, gehen mehr und
mehr verloren. Damit nimmt auch die Kraft, den Hypothalamus beziehungsweise Hamster im Zaum zu halten, stark ab.
Demgegenüber wird der Hypothalamus selbst durch den Alkohol kaum oder gar nicht beeinflusst. Der Hypothalamus ist
eine uralte Hirnregion, und seine Aufgaben sind, wenn auch
lebenswichtig, wesentlich »simpler«, während die des präfrontalen Kortex sehr komplex sind. Und je komplexer die
Funktion ist, desto größer ist das Risiko, dass sie beispielsweise durch so etwas wie Alkohol gestört wird. Dadurch
bekommen die einfacheren und grundlegenden Funktionen
des Hypothalamus, die etwa dazu führen, dass man planlos
mehr fettige Snacks isst, mehr Macht. Eine andere Funktion
des Hypothalamus, nämlich die der Fortpflanzung, kann im
betrunkenen Zustand ebenfalls die Oberhand gewinnen.

Ein weiteres Risiko, das wir erwähnen möchten, besteht vor allem bei Menschen, die dem Alkohol in ihrem Leben einen zu wichtigen Platz einräumen. Menschen, denen es schwerfällt, ohne Alkohol auszukommen. Bei ihnen besteht die Gefahr, dass sie tagsüber zu berechnend vorgehen, zum Beispiel um am Ende des Tages noch Kalorien übrig zu haben, um trinken zu können. Das bedeutet, sie essen weniger und nehmen damit vielleicht weniger vollwertige Nahrung zu sich, um sich abends doch noch einige Gläser Wein genehmigen zu können. Ungeachtet der Tatsache, dass sie sich möglicherweise weniger gut ernähren, besteht wahrscheinlich ein größeres Risiko, dass sie nicht so genau darauf achten, was sie tatsächlich essen und trinken; und sie werden sehr wahrscheinlich auch unbewusst unterschätzen wollen, wie viel Bier, Wein oder Schnaps sie in Wahrheit konsumieren.

Abgesehen vom kalorischen Effekt wirkt sich Alkohol auch negativ auf die Qualität und Quantität des Schlafs aus. Denn obwohl man mit einem Drink oft schneller einschläft, wacht man damit, vor allem in der zweiten Hälfte der Nacht, auch schneller auf. Mit anderen Worten: Man schläft eine geringere Anzahl von Stunden und weniger tief. Dies wiederum hat einen negativen Einfluss auf die biologische Uhr, die sich im Hypothalamus befindet. Der positive Aspekt der Alkoholabstinenz besteht darin, dass der Schlaf wieder tiefer wird und sich der Biorhythmus verbessert, was sich wiederum günstig auf das Gewicht auswirkt.

Die Schlussfolgerung aus alldem ist, dass vom Standpunkt der Gewichtsreduzierung aus betrachtet – und vom gesundheitlichen Standpunkt im weitesten Sinne – die Devise gilt: »Je weniger Alkohol, desto besser«. Die optimalste Option wäre, ganz die Finger vom Alkohol zu lassen.

WAS BRAUCHEN SIE?
Bewegung und Essen: Messen ist Wissen

Eigentlich ist das, was Sie für diese Methode brauchen, gar nicht viel. Sie müssen sich keine teuren Fitnessgeräte anschaffen und Sie müssen auch nicht jede Woche ein großes Sortiment an Pulvern und Shakes bestellen. Es gibt allerdings ein paar Dinge, die Sie sehr wohl haben sollten. Dinge, die Ihnen helfen können, eine bessere Übersicht über Ihre Ess- und Bewegungsgewohnheiten zu bekommen. Zu dieser Übersicht gelangen Sie, indem Sie Ihre Gewohnheiten objektiv betrachten. Indem Sie darauf achten, was Sie essen und wie viel Sie sich bewegen. Was brauchen Sie also?

Zunächst einmal ist eine **Personenwaage** wichtig, um herauszufinden, wo Sie aktuell stehen. Wie hoch ist Ihr Gewicht zu Beginn des anstehenden Projekts? Diese Information hilft Ihnen, sich ein Ziel für die kommenden Monate und vielleicht Jahre zu setzen.
Im weiteren Verlauf dient das Wiegen dazu, Ihre Fortschritte sichtbar zu machen. Sich selbst zu wiegen, hilft Ihnen zu erkennen, ob es vorangeht, was motivierend wirken kann. Die Waage hilft Ihnen auch dabei, im Auge zu behalten, ob Sie zu schnell abnehmen und damit den Hypothalamus, den Hamster in Ihrem Kopf, unnötig stressen.
Wir sind uns durchaus dessen bewusst, dass die Waage manchmal eine Quelle der Frustration oder vielleicht sogar des Kummers und der Enttäuschung sein kann. Aber versuchen Sie zu sehen, dass es sich nur um ein Hilfsmittel handelt und um nichts weiter. Und das Wiegen sollte natürlich nicht zu einer Obsession ausarten. In der Welt der Abnehmmethoden gibt es Strömungen, die besagen, dass man zur Kontrolle der eigenen Fortschritte beim Abnehmen besser

in den Spiegel schauen sollte, als auf die Waage zu steigen. Das geht natürlich auch, aber da Sie bei unserer Methode ja sehr langsam Gewicht verlieren sollen, werden Sie am Anfang keine großen Unterschiede sehen (auch dann nicht, wenn Sie gut vorankommen), und daher werden Sie nicht das positive Feedback bekommen, das Sie wiederum zusätzlich motiviert und sogar belohnt.

Sich selbst zu wiegen, erfüllt eine Funktion in Hinblick auf alle drei Hirnbereiche, die bei unserer Methode von Bedeutung sind. Auf den präfrontalen Kortex (bei der Planung und Bewertung Ihres Fortschritts), auf das limbische System (das Ihnen ein gutes Gefühl gibt, wenn Sie merken, dass Sie schön langsam abnehmen) und auf den Hypothalamus/Hamster, den es unter Kontrolle zu halten gilt (Gehe ich nicht zu schnell vor und setze ich damit den Hamster unter Stress?).

Die Waage ist also nur dazu da, Sie auf Ihr Ziel zu fokussieren. Beispielsweise dazu, einmal wöchentlich kurz an Ihren Plan zu denken, gesund und dauerhaft Ihr Gewicht zu reduzieren. Sich mehr als einmal zu wiegen, ist natürlich auch erlaubt, vor allem, wenn es Ihnen dabei hilft, den Fokus zu wahren. Versuchen Sie in den Momenten, in denen Sie sich wiegen, möglichst für Vergleichbarkeit zu sorgen. Wiegen Sie sich also am besten immer am selben Wochentag und zu einem bestimmten Zeitpunkt. Das gewährt Ihnen vor allem kurzfristig den besten Überblick über Ihren Fortschritt. Und was ist die beste Tageszeit zum Wiegen, das heißt, zu welcher Tageszeit wiegen Sie am wenigsten? Das ist ganz einfach: morgens, gleich nach dem Aufwachen, gleich nach dem Gang zur Toilette. Während der Nacht haben Sie nämlich, ohne es zu merken, durch Schwitzen und Ausatmen Flüssigkeit verloren. Außerdem haben Sie höchstwahrscheinlich weniger gegessen und getrunken als tagsüber, während Ihr Körper weiterhin Urin produziert hat. Sie haben also einiges an Substanz verloren und noch nicht wieder aufgefüllt, daher sind Sie morgens am leichtesten. Bedenken Sie jedoch, dass dieser »Trick« nur ein einziges Mal funktioniert. Wenn Sie sich am nächsten Tag wieder auf die Waage stellen, jetzt aber nach dem Frühstück und mit voller Blase, wird es so aussehen, als hätten Sie ziemlich viel zugenommen. Berücksichtigen Sie also die Umstände, wenn Sie sich wiegen. Langfristig werden sich diese Effekte im Hinblick auf den dauerhaften und zunehmenden Gewichtsverlust wahrscheinlich immer mehr verringern.

Als Nächstes brauchen Sie eine **Küchenwaage**, den kleinen Bruder der Personenwaage. Ihr Zweck ist es, Ihnen zumindest am Anfang eine Vorstellung davon zu geben, was Sie tatsächlich essen. Viele Menschen sind überrascht, wie viel Gramm und damit wie viele Kalorien eine Handvoll Cashewnüsse tatsächlich haben. Es gibt Lebensmittel, bei denen es kaum etwas ausmacht, wie viele Gramm Sie davon essen. Das ist die Gruppe mit einem großen Volumen und wenig Kalorien. Ein gutes Beispiel dafür ist Rohkost. Karotten haben etwa 60 kcal pro 200 Gramm, also hat ein halbes Kilo Rohkost etwa 150 kcal. Diese Menge isst man nicht so leicht gedankenlos weg. Von den bereits erwähnten Cashewnüssen weisen 30 Gramm die gleiche Anzahl an Kalorien auf, und das ist wirklich nur eine kleine Handvoll. Bei ihnen macht es also durchaus einen Unterschied, ob Sie 30 oder 60 Gramm davon essen. Und so gibt es noch mehr Lebensmittel, bei denen es gleich zu einer Menge zusätzlicher Kalorien führt, wenn man etwas mehr von ihnen isst: Nüsse, Käse, Fleischprodukte und Schokolade sind beispielsweise Lebensmittel, die man nicht unbedacht in großen Mengen essen sollte. Das heißt nicht, dass man sie nie genießen darf, aber man sollte es bewusst und in Maßen tun.

Ein **Smartphone** mit einem **Schrittzähler** kann vielleicht über eine App installiert werden. Auf diese Weise erhalten Sie eine gute Übersicht darüber, wie viel Sie sich an einem Tag tatsächlich bewegen. Das kann vielleicht auch Ihren Eindruck von »Ich sitze nie still« in ein anderes Licht rücken. Womöglich überrascht es Sie aber auch zu sehen, dass 10 000 Schritte an einem Tag gar nicht so viel sind.

Es ist auch sicher keine schlechte Idee, wenn Sie sich einen **Kalorienzähler** auf Ihrem Smartphone installieren. Es ist unwahrscheinlich, dass Sie täglich 100 Prozent dessen, was Sie zu sich nehmen, in diese App eingeben, doch es kann nicht schaden, vor allem am Anfang den Überblick zu behalten, was Sie an einem Tag so essen. Das kann Ihnen dabei helfen, Ihre eigenen Muster, die einer Veränderung bedürfen, besser zu erkennen. Genau wie bei der Küchenwaage gilt hier: Wenn Sie keine Vorstellung davon haben, wie viel Sie essen, wird es schwer sein, etwas daran zu ändern.

Und nicht zuletzt gibt es noch unser **digitales Begleitprogramm**. Mehr dazu erfahren Sie in Kapitel 3.3 unter der Überschrift *Fokussierung durch digitale Unterstützung*. Sie können auch unsere Website www.hausofhamster.com besuchen, um herauszufinden, wie Sie sich daran beteiligen können.

	Zum aktuellen Zeitpunkt	**Gewünscht**
Größe		–
Gewicht		
BMI		
Bauchumfang		
Erwartetes Enddatum:		

Das erwartete Enddatum ist unserer Ansicht nach kein Ziel an sich. Es gibt nur eine Art Richtung vor, die Ihnen bei Ihrer Planung und Ihren Erwartungen helfen kann. Da wir Ihnen dringend raten, nicht mehr als durchschnittlich 200 Gramm pro Woche abzunehmen, ist dieser Termin auch der frühestmögliche Zeitpunkt, an dem Sie Ihr angestrebtes Gewicht erreichen sollten.

Berücksichtigen Sie dies beim Lesen des nächsten Kapitels, in dem es darum geht, mit der Methode zu starten.

3.3

LOS GEHT'S!

Jetzt geht es um die praktische Umsetzung und darum, tatsächlich neue, wünschenswerte Gewohnheiten und Routinen zu entwickeln und sich anzutrainieren. Wir empfehlen Ihnen, diesen Abschnitt, vor allem am Anfang, regelmäßig durchzulesen und im Auge zu behalten, wie Sie vorankommen. Sie sollten sich dabei nicht unter Zeitdruck setzen. Sie machen kleine Schritte in die richtige Richtung, und wenn es genug sind und Sie sie oft genug wiederholen, werden Sie schon dorthin gelangen, wo Sie hinwollen. Auch wenn manchmal kein Fortschritt zu verzeichnen ist.

ANALYSE UND PLANUNG
Essen, Messen und Wissen

Wir empfehlen Ihnen, zunächst Ihre **Essgewohnheiten** noch mal unter die Lupe zu nehmen und dies bewusst zu tun. Was liegt bei Ihnen morgens auf dem Teller? Und wie schmeckt das eigentlich, wie ist die Textur und das Mundgefühl der ersten Mahlzeit des Tages? Mögen Sie Ihr Frühstück noch oder essen Sie es nur, weil Sie es gewohnt sind und alle um Sie herum dasselbe essen?
In diesem Zusammenhang ist es auch nützlich, die Menge und den Nährwert der Nahrungsmittel einzuschätzen, die Sie verzehren. Schauen Sie hinten auf die Etiketten, um den Nährwert festzustellen, oder ermitteln Sie ihn auf andere Weise. Wiegen Sie Ihre Portionen auf einer Küchenwaage ab. Wie viele der für Sie täglich wünschenswerten Kalorien pro Tag enthält Ihr Frühstück? Überprüfen Sie ob dies in Anbetracht Ihrer körperlichen Betätigungen die angemessene Menge ist.

Essen

	Was?
Frühstück	
Mittagessen	
Abendessen	
Zwischenmahlzeiten	
Alkoholische Getränke	

Wie viel?	Wie viele Kalorien?
	Insgesamt:

Wenn Sie das Gleiche für Ihr Mittagessen, Ihr Abendessen und Ihre Zwischenmahlzeiten tun, haben Sie einen guten Überblick über Ihr gesamtes Essensmuster. Ist es immer gleich? Wie schmeckt Ihnen das, was Sie essen? Wie viel Energie liefert es Ihnen? Woher stammt die Routine und möchten Sie sie beibehalten? Sie können das alles in die Checkliste auf den vorangegangenen beiden Seiten eintragen. Diese Checkliste können Sie auch unter www.hausofhamster.com finden.

Wenn Sie wirklich keine Vorstellung davon haben, wie viele Kalorien in welchem Produkt stecken, können Sie dafür auch eine App verwenden. Es sind sehr viele verschiedene Apps mit dieser Funktion auf dem Markt. Vielleicht entscheiden Sie sich für eine, die neben einer Kalorienzählfunktion auch über einen Schrittzähler und/oder eine Lebensstilfunktion verfügt. Es gibt eine große Auswahl an Apps dieser Art. Auf unserer Website nennen wir einige Beispiele. Sie könnten auch in den App-Stores nachsehen und einige miteinander vergleichen und dabei natürlich auch die Nutzerbewertungen berücksichtigen. Ein schöner Nebeneffekt ergibt sich daraus, dass das Suchen und Vergleichen bereits Ihren präfrontalen Kortex trainiert!

Es ist sehr zu empfehlen, den Wert der Nahrungsmittel, die Sie verzehren, zu ermitteln. So werden die teilweise erheblichen Unterschiede besonders deutlich.
Eine Handvoll Cashewnüsse zum Beispiel haben wie gesagt ca. 30 Gramm und damit 150 kcal. Um bei grünen Bohnen auf diese Energiemenge zu kommen, kann man sage und schreibe fast ein halbes Pfund davon verzehren.
Eine Frikadelle von 150 Gramm wiederum hat 345 kcal.

Inzwischen weiß man, dass das Zählen der Kalorien, die man täglich zu sich nimmt, als alleinige Methode nicht ausreicht, um das Gewicht zu reduzieren und dauerhaft zu halten. Auch hier wird man irgendwann den Fokus verlieren, sodass die Aufmerksamkeit und die Motivation nachlassen. Für Ihr Wissen und Ihre Fokussierung ist es dennoch hilfreich, einigermaßen regelmäßig zu ermitteln, wie viele Kalorien Ihr Essen enthält, damit Ihre unbewusste Einschätzung mit der Zeit exakter wird.

Eine ähnliche Evaluation können Sie auch im Hinblick auf Ihre **Bewegungsgewohnheiten** vornehmen. Wie oft fahren Sie Rad, gehen Sie zu Fuß oder treiben Sport. Es ist nützlich, anhand dieser Notizen zu überprüfen, ob Sie sich in einer Woche wirklich so viel bewegen, wie Sie vermuten. Dies ist eine Tätigkeit, die Sie am besten aufmerksam und konzentriert durchführen sollten. Sie könnten versuchen, Ihre täglichen Routinen von dem Moment an, in dem Sie aufstehen, wie einen Film im Kopf abzuspulen. Wie bewegen Sie sich, wenn Sie zum Einkaufen oder morgens zur Arbeit gehen? Wie intensiv ist diese Bewegung und wie viele Minuten bringen Sie damit zu? Das ist auch ein guter Moment, um zu schauen, ob Sie etwas ändern können, beispielsweise indem Sie mit dem Fahrrad fahren oder zu Fuß gehen, statt das Auto oder öffentliche Verkehrsmittel zu benutzen. Und wie steht es mit der Bewegung zwischendurch? Wie oft bewegen Sie sich und sind Sie zufrieden damit? Wer weiß, womöglich ist gerade jetzt ein guter Moment, mit frischem Schwung etwas Neues auszuprobieren. Vielleicht lernen Sie endlich Kitesurfen, Hallenklettern oder Golf spielen? Oder Sie besuchen – gemeinsam mit anderen oder alleine – einen Tanzkurs? Sie sehen: Hier können sich Chancen auftun, sich mehr zu bewegen.

Bewegung

		Was?	Wie lange?
Montag	Morgens		
	Mittags		
	Abends		
Dienstag	Morgens		
	Mittags		
	Abends		
Mittwoch	Morgens		
	Mittags		
	Abends		
Donnerstag	Morgens		
	Mittags		
	Abends		
Freitag	Morgens		
	Mittags		
	Abends		
Samstag	Morgens		
	Mittags		
	Abends		
Sonntag	Morgens		
	Mittags		
	Abends		

Zu guter Letzt können Sie überprüfen, wie es um Ihren **Schlaf und Ihr Stresslevel** bestellt ist. Wie viele Stunden schlafen Sie durchschnittlich in der Woche? Schlafen Sie gut? Und gibt es bestimmte wiederkehrende Stresszeiten?

Schlaf

	Wie lange?	Gut/mittelmäßig/ schlecht?
Montag		
Dienstag		
Mittwoch		
Donnerstag		
Freitag		
Samstag		
Sonntag		

Stress

	Wodurch?	Wie viel? 1 = kein Stress, 5 = sehr viel Stress
Montag		
Dienstag		
Mittwoch		
Donnerstag		
Freitag		
Samstag		
Sonntag		

DIE KRAFT DER RICHTIGEN RICHTUNG
Über viele kleine Schritte und alte Gewohnheiten

Im vorhergehenden Teil haben wir bereits die Kraft der vielen kleinen Schritte angesprochen, die dazu beitragen, eine wünschenswerte neue Routine zu entwickeln. Die Kraft all dieser kleinen Schritte wird durch häufige Wiederholung enorm gesteigert. Nicht nur, dass Sie dann jedes Mal einen Schritt in die richtige Richtung tun, die ständige Wiederholung sorgt auch dafür, dass dieses Verhalten irgendwann zu einer neuen, wünschenswerten Routine wird. Und bei vielen kleinen Schritten in die richtige Richtung macht es auch nichts aus, wenn Sie einmal einen Schritt in die falsche Richtung machen. Die Hauptsache ist, dass die eingeschlagene Richtung stimmt.

Und was sind nun die lohnenden Schritte? Welche Dinge sollten Sie sinnvollerweise einigermaßen regelmäßig daraufhin kontrollieren, ob Sie sie noch tun? Am wirkungsvollsten sind Routinen, die Sie sich selbst ausdenken. Im Folgenden finden Sie Beispiele, die andere als nützlich empfunden haben. Schauen Sie sich diese an und prüfen Sie, ob sie sich auch für Sie eignen. Wir raten Ihnen, diese Punkte, vor allem am Anfang, regelmäßig für sich selbst durchzugehen.

Selbst kochen und planen
Der naheliegendste Tipp, um Ihr Bewusstsein für und Ihre Fokussierung auf das Thema Essen zu steigern, besteht darin, Ihre Mahlzeiten selbst zuzubereiten. Wenn Sie sich noch einmal die Essensvorbereitungen auf Seite 62/63 anschauen, werden Sie sehen, warum das wichtig ist. Einerseits helfen die Planung und die Vorbereitung der Mahlzeiten, Ihr Sättigungsgefühl zu erhöhen,

andererseits wissen Sie auf diese Weise genau, was Sie essen. Außerdem versetzen Sie sich damit in die Lage, Ihren Kühl- und Gefrierschrank mit den geeigneten Lebensmitteln zu füllen.

Versuchen Sie sich anzugewöhnen, eine Woche im Voraus zu planen. Überlegen Sie schon im Vorfeld, wann Sie wenig Zeit (oder Lust) haben werden zu kochen. Erstellen Sie dazu einen Wochenplan und hängen Sie ihn gut sichtbar auf (zum Beispiel an die Kühlschranktür).

Woche Nr.	Viel zu tun?	Selbst kochen?	Vorrat im Kühl- oder Gefrierschrank?
Montag	Ja	Nein	Vegetarische Lasagne (Gefrierschrank)
Dienstag	Nein	Ja	
Mittwoch			
Donnerstag			
Freitag			
Samstag			
Sonntag			

Nudge yourself

Was war Nudging noch mal? Lesen Sie es auf Seite 115 ff. noch einmal nach, wenn Sie möchten.

Selbst zu kochen, ist grundsätzlich sicher ein Schritt in die richtige Richtung, aber es kommt natürlich auch darauf an, welche Zutaten Sie beim Kochen verwenden, woraus Ihre Mahlzeiten dann also bestehen. Nehmen Sie sich daher die Zeit, gehen Sie zu Ihrem Kühl- und Gefrierschrank und schauen Sie einmal nach, was darin enthalten ist. Überlegen Sie nun, welche dieser Lebensmittel dort besser nicht zu finden sein sollten und welche fehlen, die hier für eine gute und gesunde Ernährung dringend hingehören. Essen Sie Erstere auf oder verschenken Sie sie, aber kaufen Sie sie (vorläufig) keinesfalls mehr nach. Wenn Sie jetzt wirklich nicht darauf verzichten wollen, dann räumen Sie sie wenigstens ganz nach hinten, sodass nicht ständig Ihr Blick darauf fällt und Sie jedes Mal aufs Neue in Versuchung geraten.

Stellen Sie stattdessen alle Lebensmittel nach vorne, die Sie sinnvollerweise regelmäßig essen möchten, und kaufen Sie ein, was Ihnen noch für ein vollwertiges, gesundes Nahrungsangebot fehlt. Tun Sie nun das Gleiche mit Ihrem Vorratsschrank oder Ihrer Vorratsschublade. Und schauen Sie auch an Ihrem Arbeitsplatz nach, was dort möglicherweise in Ihrer Schreibtischschublade oder Ihrem Spind versteckt liegt.

Überlegen Sie auch, an welchen Orten sich in Ihrem Arbeitsumfeld unerwünschte, also industriell hergestellte, fett- und zuckerreiche Lebensmittel befinden. Gibt es beispielsweise einen Snack-automaten oder gemeinsame Pausenräume mit Schalen voller Süßigkeiten? Wie oft greifen Sie dort zu? Antizipieren Sie die Momente, in denen Sie mit hoher Wahrscheinlichkeit der Versuchung erliegen, und halten Sie für diese Situationen eine bessere Alternative griffbereit. Ich kann nicht richtig einschätzen, ob meine Ergänzungen schon reichen. Sollten es zu viele sein, gern einfach etwas weglassen. Notieren Sie hier unten alles, was Ihnen aufgefallen ist und was Sie vorerst durch wünschenswertere Lebensmittel ersetzen möchten.

1 ....

2 ....

3 ....

4 ....

5 ....

Überlegen Sie nun, nachdem Sie diese Bestandsaufnahme gemacht haben, womit Sie diese Lebensmittel ersetzen wollen. Welche Produkte sollten üblicherweise im Haus sein und vorne stehen? Im Folgenden finden Sie eine Liste mit vielen wünschenswerten Lebensmitteln:

Gemüse: Karotten, Zucchini, Gurken, Paprika, Zwiebeln, Knoblauch und so weiter. Es lohnt sich, diesen Vorrat mindestens zweimal pro Woche aufzufüllen. Stellen Sie außerdem sicher, dass Sie immer einen guten Vorrat an Rohkost im Haus haben. Es versteht sich wahrscheinlich von selbst, dass dies immer ein sinnvoller Snack ist. Vielleicht möchten Sie auch eine Einkaufsliste von www.hausofhamster.com verwenden.

Der Vorteil eines reichhaltigen Gemüseangebots liegt darin, dass Sie damit schon die Basis für jede Mahlzeit im Haus haben. Es ist ohnehin ratsam, die Mahlzeiten eher auf Gemüse als auf Fleisch aufzubauen. Gemüse, das Sie in den nächsten Tagen nicht essen, können Sie zu einer guten Suppe verarbeiten, die Sie einfrieren.

Bohnen und andere Hülsenfrüchte: Achten Sie darauf, dass Sie immer genug davon (in Dosen oder getrocknet) zu Hause haben. Ebenso wie Tomaten in Flaschen oder Dosen (vorzugsweise ohne Zuckerzusatz). Damit kann man schon einiges anfangen, wenn man hungrig nach Hause kommt und schnell etwas essen will. Ein Chili sin Carne (also ohne Fleisch) kann fast jeder im Handumdrehen zubereiten. Und es ist eigentlich immer einem Fertiggericht oder Essen vom Take-away oder vom Lieferdienst vorzuziehen.

Obst: Äpfel, Birnen, Orangen, Bananen. Vorzugsweise auch Früchte, die einen gewissen Aufwand bei der Zubereitung (schälen, häuten oder schneiden) oder beim Verzehr (Kauen) erfordern.

Lang haltbare Zutaten, um schnell eine Mahlzeit zu verfeinern: Getrocknete Kräuter, Parmesankäse, Olivenöl, Balsamicoessig, Chiliflocken, Sambal, Sojasauce, Fischsauce, ein geschlossenes Glas mit Pinienkernen.

Wenn Sie schon mal dabei sind, Ihre Vorräte unter die Lupe zu nehmen, dann investieren Sie doch auch in gut verschließbare Behälter. Kaufen Sie ein großes Set mit verschiedenen Größen und guten Deckeln, die sich auch für den Gefrierschrank eignen. Diese Behälter sind unverzichtbar, wenn Sie vorausplanen und für mehrere Tage kochen möchten. Das Gleiche gilt für verschließbare Beutel, in denen Sie etwa Gewürze oder Kräuterpasten aufbewahren können. Es ist ratsam, sich ein Kennzeichnungssystem auszudenken. Als eine einfache Möglichkeit bietet es sich an, eine Rolle Klebeband in der Drogerie zu kaufen. Reißen Sie ein Stück ab, kleben Sie es auf den Behälter und schreiben Sie das Datum und den Inhalt darauf. So können Sie auf einen Blick sehen, was sich in Ihrem Gefrierschrank befindet.

Inspiration

Sind Sie bereits ein begeisterter Hobbykoch und haben schon gute Ideen, welche Mahlzeiten für Sie in frage kommen? Super, weiter so! Sind Sie noch ein Küchenneuling oder möchten mal etwas ganz Neues ausprobieren, dann gehen Sie im Internet, in Buchhandlungen oder bei Ihren Freunden, bei denen das Essen immer so gut schmeckt, auf die Suche. Selbst (lecker) zu kochen, hilft Ihnen, Ihr Ziel zu erreichen.

Empfehlenswerte Bücher

Es gibt unzählige Bücher über Essen, Kochen und Ernährung. Das hat den Vorteil, dass es eine große Auswahl gibt, doch darin liegt auch ein Nachteil. Es besteht die Gefahr, dass vor allem Kochanfänger den Wald vor lauter Bäumen nicht mehr sehen. Außerdem müssen gesundes Essen und »Essen, mit dem man Gewicht verlieren kann«, nicht immer Hand in Hand gehen. Wir haben bereits darauf hingewiesen, dass unser Buch nicht in erster Linie darauf abzielt, eine Bibel für gesunde Ernährung zu sein. Wir denken jedoch, dass es einige Bücher gibt, die Sie auf einen guten Weg bringen, wenn Sie Ihre eigenen Mahlzeiten mit den darin vorgestellten Rezepten zubereiten. Dies ist jedenfalls ein Ausgangspunkt. Es ist natürlich auch jederzeit möglich, vielleicht mithilfe eines Diätassistenten oder Ernährungsberaters, die Zusammensetzung Ihrer Mahlzeiten zu evaluieren. Eine Liste mit empfehlenswerten Büchern haben wir Ihnen am Ende des Buches zusammengestellt.

Health Food Rock 'n' Roll von Doc Esser: Im neuesten Buch des Rockstars, der zum Arzt wurde, beschreibt Heinz-Wilhelm Esser, was gesundes Essen für uns tun kann, ohne sich dabei an dem Hype um das Superfood zu beteiligen. Und mit 40 köstlichen Rezepten zeigt er, dass gesunde Ernährung auch Spaß machen kann.

Die vegane Jeden-Tag-Küche von Nicole Just: Im neuesten Buch von La Veganista, die inzwischen auch diplomierte Ernährungsberaterin ist, finden Sie wieder regionale, saisonale Gerichte, die sich einfach nachkochen lassen. Ihre Gerichte entsprechen nicht nur dem Zeitgeist mit ihrem Schwerpunkt auf pflanzlicher und ballaststoffreicher Ernährung, sie sind auch ein hervorragendes Futter für einen glücklichen Hamster.

Veggies oder *7 mal anders* von Jamie Oliver: zwei Bücher von dem Mann, der einer ganzen Generation das Kochen beigebracht hat. Manchmal geschmäht wegen seines ziemlich populistischen Präsentationsstils im Fernsehen, manchmal aber auch gelobt für seine Versuche, britischen Schulkindern eine gesündere Ernährung zu vermitteln und zu ermöglichen. Seine Gerichte sind einfach zu kochen, gut vorauszuplanen und lassen sich gut aufbewahren.

Simpel von Yotam Ottolenghi: von dem Mann, der nach Meinung vieler sogar Brokkoli sexy erscheinen lassen kann. Köstliche Gerichte mit exotischem Charakter. Oft innerhalb von 30 Minuten zubereitet und gut zum Vorausplanen geeignet.

Unsere Empfehlungen für Websites und soziale Medien

Natürlich können Sie sich beim Kochen nicht nur von Büchern inspirieren lassen, sondern auch online in Kochtipps schwelgen. Die Websites mit Rezepten und Gerichten sind nicht mehr zu zählen. Hier finden Sie Rezepte aus aller Welt und für jedes Niveau. Vom absoluten Anfänger bis zum versierten Koch, der sich an die experimentelle Molekularküche heranwagt. Um auch hier trotz der vielen Bäume noch etwas vom Wald zu sehen, nachfolgend ein paar nützliche Anregungen.

Unter https://salzkorn.blogspot.com/ finden Sie den Kochblog einer in Frankreich lebenden Deutschen. Darin teilt sie viele leckere und nicht allzu schwierige Rezepte mit uns. Die Auswahl ist sehr vielfältig und man findet etwas Passendes für jeden Moment des Tages. Hier gibt es viel Platz für hamsterfreundliche Gerichte. Und nicht nur die Rezepte sind köstlich, die ganze Website ist eine Augenweide.

https://eatsmarter.de Auch das Angebot an schmackhaften, verantwortungsvoll und einfach zuzubereitenden Gerichten auf dieser Website ist riesig. Unserer Ansicht nach gibt es keinen Grund, sich auf eine einzige Richtung wie eine kohlenhydratarme, eiweißreiche oder ketogene Ernährung festzulegen. Schauen Sie einfach selbst, was auf dieser Website zu Ihnen passt, und lassen Sie sich bei der Zusammenstellung Ihrer Mahlzeiten inspirieren. Überlegen Sie auch, ob Sie nicht gleich etwas mehr von einem Gericht kochen können, um es für die Momente aufzubewahren, in denen Sie weniger Zeit zum Kochen haben.

TIPPS FÜR EINE BESSERE NACHTRUHE
Schlafen Sie gut

In Teil II haben wir bereits angesprochen, welche Bedeutung ein guter Nachtschlaf hat. Ein guter Schlaf unterstützt Ihre biologische Uhr und wirkt sich positiv auf die Aufrechterhaltung eines gesunden Gewichts und sogar aufs Abnehmen aus. Wie viel Schlaf ausreichend ist, lässt sich nicht in einer Zahl erfassen. Nicht jeder braucht gleich viel Schlaf. Wir werden daher auch niemanden dazu drängen, mindestens acht Stunden pro Nacht zu schlafen. Es ist jedoch sehr ratsam, eine gute Schlafqualität zu erreichen, das heißt ausreichend tief und ohne Unterbrechung zu schlafen. Wie lange Sie dafür schlafen müssen, müssen Sie selbst herausfinden. Wenn Sie also feststellen, dass Sie nach acht Stunden Schlaf wacher und aktiver sind und sich besser fühlen als nach sechs Stunden, dann sollten wohl acht Stunden Ihr angestrebtes Ziel sein.

Viele Menschen sind sich der Bedeutung einer guten Nachtruhe bewusst. Das Problem ist jedoch, dass sie zu erreichen alles andere als garantiert ist. Für Menschen, die mit Schlafproblemen zu kämpfen haben, kann dies ein sehr frustrierender Umstand sein, der ihre Lebensqualität stark beeinträchtigt. Und nichts ist für jemanden, der unter Schlaflosigkeit leidet, ärgerlicher, als einen anderen stolz verkünden zu hören, dass er »schon weg ist, bevor sein Kopf das Kissen berührt«. Unzählige Menschen haben schon alles Mögliche versucht, um nachts mehr Schlaf zu finden. Zum Repertoire der Möglichkeiten gehört unter anderem: meditieren, ruhige Klänge auf sich wirken lassen, Kräutertees trinken oder sogar Medikamente wie Melatonin einnehmen.

Wir geben nicht vor, hier eben mal das Problem der Schlaflosigkeit lösen zu können. Wir können jedoch die bestehenden Erkenntnisse in diesem Bereich darlegen und Tipps geben, wie Sie Ihre Chancen auf einen guten Schlaf erhöhen können. Die Krankenkassen zum Beispiel bieten auf ihren Webites einen guten Überblick zu diesem Thema, auf dessen wichtigste Aspekte wir hier eingehen möchten, siehe etwa: https://www.barmer.de/gesundheit-verstehen/schlafen.

Schlafen beginnt am Tag

Das Gelingen einer guten Nachtruhe beginnt schon am Tag. Auch das steht wieder mit Ihrer biologischen Uhr in Zusammenhang. Ihre biologische Uhr, die sich im Hypothalamus befindet, sollte tagsüber den Rhythmus »wach sein« anzeigen und nachts den Rhythmus »schlafen«. Woher weiß die biologische Uhr aber, wie spät es ist? Damit dieser Rhythmus perfekt läuft, braucht die Uhr selbst Signale. Eines der stärksten Signale, die die Uhr empfängt, ist **Tageslicht**. Wenn Sie tagsüber viel Licht abbekommen, wird das »Wach-sein«-Signal verstärkt. Damit wird auch, wenn es später dunkel ist, das »Schlafen«-Signal verstärkt. Die Einheit der Beleuchtungstärke heißt *Lux*. Unten finden Sie eine Tabelle, die die Stärke verschiedener Lichtquellen angibt. Sie sehen, dass das natürliche Sonnenlicht bei Weitem am stärksten ist. Selbst an einem bewölkten Tag werden Sie draußen immer noch viel mehr Licht abbekommen als im Büro oder im Wohnzimmer.

Stärke verschiedener Lichtquellen

Sonnenlicht: 100 000–130 000 Lux

Tageslicht: 10 000–20 000 Lux

Bewölkter Tag: 1000 Lux

Büro: 300–500 Lux

Wohnraum: 50 Lux

Vollmond: 0,1 Lux

Es ist daher sehr ratsam, sich tagsüber regelmäßig draußen aufzuhalten und seine Zeit nicht nur in einem schlecht beleuchteten Büro oder Wohnraum zu verbringen. Es gibt zwar spezielle Lampen, die dem Tageslicht recht nahekommen, doch die sind sehr teuer und nicht einfach zu beschaffen. Also, nichts wie raus mit Ihnen!

Wenn Sie ohnehin draußen sind, sollten Sie sich nach Möglichkeit auch **bewegen**. Denn dadurch erhält Ihre biologische Uhr ein weiteres Signal dafür, dass Sie wach sind. Sie schlagen damit gleich mehrere Fliegen mit einer Klappe: Sie bewegen sich, verbrennen dadurch Kalorien und senden ein richtiges Signal an Ihre biologische Uhr, was die Chance auf einen guten Schlaf erhöht. Neben dem Senden der *richtigen* Signale ist es auch wichtig, *widersprüchliche* Signale möglichst zu vermeiden. Ein **kurzer Power Nap** oder ein Nickerchen kann manchmal sehr angenehm und erfrischend sein, aber nur solange sie **nicht zu lange** dauern und möglichst vor drei Uhr nachmittags stattfinden. Desgleichen ist es für Ihren Tag-Nacht-Rhythmus förderlich, tagsüber regelmäßig und abends möglichst wenig zu essen, denn auch das gibt die gewünschte Rückmeldung an Ihre biologische Uhr. Neben dem Schlaf tragen auch Momente der Ruhe und Entspannung im Laufe des Tages zu einer guten Nachtruhe bei. Hüten Sie sich daher davor, den ganzen Tag herumzuhetzen und dann erst abends zur Ruhe kommen zu wollen.

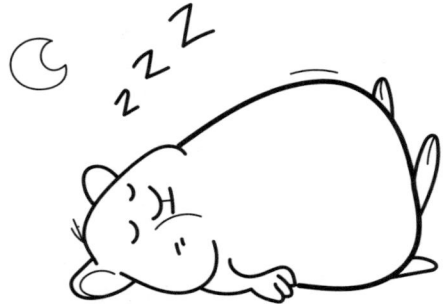

Regelmäßigkeit und Routine

Eine Routine vor dem Schlafengehen zu haben, hilft Ihnen, schneller einzuschlafen. Man könnte das als **Schlafritual** bezeichnen. Rituale geben Menschen den Halt, etwas leichter oder erfolgreicher zu machen. Obwohl es für einen Tenniszuschauer manchmal etwas langatmig ist, Rafael Nadals Aufschlagritual zu verfolgen, scheint es für ihn jedenfalls günstig, um seinen Rhythmus und seine Konzentration zu optimieren. Das Gleiche gilt auch für ein Einschlafritual. Indem Sie es so vorhersehbar und routinemäßig wie möglich gestalten, hilft es Ihnen dabei, gleichsam in den Schlaf hinüberzugleiten. Wie bei anderen Routinen und Gewohnheiten ist es natürlich überhaupt nicht schlimm, hin und wieder davon abzuweichen, es geht vielmehr um eine grundsätzliche Regelmäßigkeit.

Versuchen Sie also, **regelmäßig zu schlafen und zu festen Zeiten** zu Bett zu gehen und aufzustehen. Das funktioniert am besten, wenn Sie das auch am Wochenende tun. Wenn Sie allerdings einmal herrlich ausschlafen möchten und können, dann tun Sie das und genießen Sie es. Was für Sie als Ritual vor dem Schlafengehen funktioniert, ist natürlich eine rein persönliche Angelegenheit. Es gibt jedoch ein paar Punkte, die Sie beachten sollten. Versuchen Sie auf jeden Fall durch eine **Phase, in der Sie zur Ruhe kommen**, in einen **Entspannungszustand** zu gelangen. Wie können Sie diesen Entspannungszustand erreichen? Auf jeden Fall, indem Sie **anstrengende Tätigkeiten beenden,** bei denen sie intensiv arbeiten oder nachdenken müssen. Man kann zweifelsfrei sagen, dass es nicht zu einer guten Nachtruhe beiträgt, wenn man bis spät in die Nacht E-Mails schreibt oder andere arbeitsbezogene Aufgaben erledigt. Aber auch hier gilt: Wenn die Situation es erfordert, dass Sie es dennoch mal tun (und sei es, um ein Gefühl der Entspannung zu erreichen), dann tun Sie es. Aber das sollte eine Ausnahme bleiben. Nehmen Sie auch kritisch die Aktivitäten unter die Lupe, von denen Sie annehmen, dass sie zur Entspannung beitragen, die das aber in Wirklichkeit eigentlich überhaupt nicht leisten. Ein gutes Beispiel dafür ist die Nutzung sozialer Medien. Versetzt Sie das Betrachten all der Posts Ihrer Freunde, Bekannten und Promis wirklich in einen trägen Zustand der Entspannung oder macht es Sie nicht eher ein wenig unruhig? Nur Sie kennen die Antwort. Was gut funktionieren könnte, ist lesen (nicht für die Arbeit), meditieren, ein warmes Bad nehmen oder ruhige Musik hören. Sie könnten sich auch schon ein wenig auf das Aufstehen vorbereiten, indem Sie, auch wieder als Ritual, Ihre Kleidung bereitlegen oder bereits den Frühstückstisch decken.

Außerdem gibt es Substanzen, die man am besten vermeiden sollte, weil sie aufputschend wirken, wie Kaffee, Energydrinks, Cola und bestimmte Teesorten (wie grüner und schwarzer Tee). Über Alkohol haben wir uns bereits auf Seite 151 ff. geäußert. Auch davon sollte man vor dem Schlafengehen besser die Finger lassen. Und schließlich ist auch deftiges Essen in den Stunden vor dem Zubettgehen nicht empfehlenswert. Da ein Hungergefühl Sie andererseits aber auch wach halten kann, könnten Sie in diesem Fall bis etwa eine Stunde vor dem Schlafengehen noch etwas Kleines essen.

Optimale Bedingungen

Bisher ging es nur um die Vorbereitungen auf den Schlaf. Aber sicherlich gibt es auch Punkte, die Sie in Bezug auf das Schlafen selbst überprüfen könnten. Dadurch können Sie für sich die optimalen Bedingungen schaffen, um angenehm wegzudämmern.

Allgemein bekannt ist inzwischen, **welchen Bedingungen ein Schlafzimmer im Idealfall entsprechen sollte:**

Der Raum sollte **ruhig** sein. Schauen Sie, wer oder was die Lärmquellen in Ihrem Schlafzimmer sind. Das können Geräte im Raum oder im Umfeld sein. Überlegen Sie, ob Sie etwas dagegen tun können (sie beispielsweise abschalten). Es kann natürlich auch ein schnarchender Partner sein, was manchmal problematischer ist.

Aber auch hier könnte es lohnend sein, darüber nachzudenken, ob man das Schnarchen nicht mithilfe eines speziellen Programms angehen kann. Prüfen Sie auch, ob (zum Beispiel maßgefertigte) Ohrstöpsel Abhilfe schaffen können.

Der Raum sollte ausreichend **dunkel** sein. Während tagsüber Licht notwendig ist, ist nachts gerade Dunkelheit von großer Wichtigkeit. Prüfen Sie also, ob Ihre Vorhänge genügend Licht von der Straße oder einer anderen Umgebung abhalten. Der Raum sollte **kühl** sein. Natürlich sollte man nicht fröstelnd im Bett liegen, aber für den Schlaf ist es günstig, wenn der Kopf kühl auf dem Kissen liegt. Der Raum sollte **sicher** sein. Es mag seltsam klingen, aber Sie sollten sich nie über Türen oder Fenster Sorgen machen müssen, die nicht richtig schließen. Ein Gefühl der Sicherheit trägt positiv zu Ihrem Schlaf bei.

Eine **Matratze von guter Qualität** mit dem für Sie richtigen Härtegrad ist ebenfalls wichtig. Wenn Sie nicht gut liegen, dann überlegen Sie, ob sich nicht vielleicht die Investition in eine neue Matratze lohnt. Und last but noch least: Versuchen Sie außerdem, alle Unruhe so weit wie möglich aus Ihrem Zimmer fernzuhalten. Legen Sie Ihr Telefon am besten woandershin und versetzten Sie es auf jeden Fall in einen Ruhemodus. Nutzen Sie Ihr Schlafzimmer nur zum Schlafen und vielleicht dazu, miteinander zu schlafen, aber nicht zum Arbeiten, zum E-Mail- oder SMS-Schreiben oder gar zum Fernsehen. Wenn Sie nicht schlafen können, sollten Sie das Zimmer verlassen, bevor Sie einen neuen Einschlafversuch starten. So werden Sie Ihr Schlafzimmer immer weniger mit Wachliegen assoziieren. Versuchen Sie nach einer Nacht, in der Sie schlecht geschlafen haben, früh aufzustehen. Das erhöht die Chance, dass es in der nächsten Nacht besser läuft, weil das Schlafbedürfnis dann sehr ausgeprägt ist.

Neue schlaffördernde Produkte

In den letzten Jahren sind auch neue Hilfsmittel auf den Markt gekommen, zum Beispiel Apps für Smartphones. Es gibt Apps, die anzeigen, wie viele Stunden und wie tief Sie schlafen, und die Ihnen damit einen Einblick in die Dauer und die Qualität Ihres Schlafes vermitteln können.

Es gibt auch Tools, die Ihnen helfen können, schneller einzuschlafen, etwa Meditations-Apps. Die Meditationsprogramme von Headspace sind eine gute Wahl. Diese Programme bieten Ihnen Meditationsübungen an, mit denen Sie ruhiger werden und sich schneller entspannen können. Weitere Tipps zu Schlaf-Apps finden Sie unter www.hausofhamster.com.

Eine weitere Möglichkeit, um schneller einzuschlafen, ist die Verwendung von beruhigenden Geräuschen in Ihrem Schlafzimmer, dem sogenannten *white noise* (Weißes Rauschen). Auf den Säuglingsstationen in Krankenhäusern wird dies schon seit Dutzenden von Jahren eingesetzt. In Kinderbettchen oder Brutkästen werden zum Beispiel Meeresrauschen, Vogelgeräusche oder Herzschläge eingespielt. Diese Lösung ist nicht für jedermann etwas, aber möglicherweise wird Ihnen diese beruhigende Geräuschkulisse einen wunderbaren Schlaf bescheren. Probieren Sie es aus.

Wenn es einfach nicht gelingen will

Schlaflosigkeit ist manchmal sehr hartnäckig. Wenden Sie sich im Zweifelsfall an Ihren Hausarzt, um beispielsweise eine Schlafstörung oder Allergie auszuschließen. Manchmal besteht die Möglichkeit, an ein spezialisiertes Schlafzentrum überwiesen zu werden. Melatonin, ein Schlafhormon, das auch in Tablettenform erhältlich ist, kann vielleicht ebenfalls helfen. Obwohl dieses Mittel in der Apotheke einfach erhältlich ist, ist es wichtig, es zur richtigen Zeit, in der richtigen Dosierung und aus dem richtigen Grund einzunehmen. Es ist sicherlich kein Mittel, das man nach dem Motto »Nützt es nicht, dann schadet es auch nicht« einnehmen sollte.

SCHWIERIGE MOMENTE VORHERSEHEN
Wissen, was kommen wird

Auf all die positiven Schritte in die richtige Richtung, die Sie unternehmen können, um sich neue, wünschenswerte Routinen und Gewohnheiten anzueignen, sind wir eingegangen. Doch es wird gewiss trotzdem schwierige Momente geben. Auch bei unserer Methode. Denn auch bei dieser Methode merkt der Hamster, dass seine lieb gewonnenen Vorräte an Fettgewebe schwinden. Und dagegen wird er sich zur Wehr setzen. Es ist nützlich, wenn Sie wissen, was Sie erwartet, und dann einen Plan haben, wie Sie reagieren können.

Zum Beispiel hilft es, wenn Sie einschätzen können, wann solche Momente bevorstehen. Natürlich weiß man das nie so ganz genau, aber viele solcher Situationen können doch recht sicher einkalkuliert werden: Momente im Stau auf dem Heimweg, beim Warten am Bahnhof, während eines langweiligen Meetings oder der klassische Heißhungermoment um 16.00 Uhr. Was ist zum Beispiel die längste Phase, in der Sie nicht zum Essen kommen? Welche Versuchungen werden Ihnen in dieser Zeit begegnen? Indem Sie diese Momente für jeden Tag durchgehen, können Sie sich vorbereiten und werden weniger von Ihrem Hunger »überwältigt«.

Ein Antizipieren auf Fortgeschrittenenniveau haben Sie erreicht, wenn Sie die ersten Signale bei sich selbst erkennen. Denn das wirkliche Hungergefühl kann sich manchmal durchaus schon ankündigen. Gähnen Sie, haben Sie Schwierigkeiten, sich zu konzentrieren, werden Sie reizbar? Wodurch macht sich der Hunger in Ihrem Körper bemerkbar? Werden Sie Ihr eigenes, möglichst fein austariertes Radarsystem. Das hilft Ihnen, um zunächst bewusst und später routiniert sinnvolle Maßnahmen zu ergreifen.

Erschweren Sie unerwünschtes Verhalten

Stellen Sie auf jeden Fall sicher, dass es Ihnen in schwierigen Momenten nicht leicht gemacht wird, eine ungute Wahl zu treffen. Verlockungen, Angebote und eine Auswahl an Dingen, die Sie nicht essen möchten, sind das Letzte, was Sie gebrauchen können, wenn Sie plötzlich ein Hungergefühl überkommt. Wir haben das in diesem Kapitel schon angesprochen, als wir Ihnen geraten haben, im Vorratsschrank und in allen Schreibtischschubladen am Arbeitsplatz eine Bestandsaufnahme zu machen. Aber Sie können noch weiter gehen. **Entfernen Sie beispielsweise auch alle Apps** von Lieferdiensten von Ihrem Smartphone. Und entsorgen Sie alle Speisekarten mit Telefonnummern für Lieferdienste, die vielleicht noch in Ihrer Küchenschublade herumfliegen. Natürlich haben Sie auch weiterhin die Möglichkeit, Essen zu bestellen, aber dafür müssen Sie nun mehr Mühe aufwenden. Sie können sich auch entscheiden, Ihre Einkäufe von nun an immer selbst zu erledigen und sie sich nicht (mehr) liefern zu lassen. Dies steigert Ihr Bewusstsein dafür, was Sie einkaufen, da Sie es bewusst auswählen und selbst nach Hause tragen.

Unerwünschtes Verhalten zu erschweren, wird natürlich noch einfacher, wenn Sie eine erwünschte Alternative in Reichweite haben. Sorgen Sie daher für kalorienarme Snacks und für einen Vorrat an Essen im Gefrierschrank, falls Sie mal keine Lust haben zu kochen. Ein weiterer einfacher Schritt, der allein natürlich noch nicht dazu führt, dass Sie direkt abnehmen, besteht darin, die **Schüsseln mit**

dem Essen nicht auf den Tisch zu stellen. Richten Sie die Teller in der Küche an und lassen Sie die Schüsseln dort stehen. So wird eine weitere Portion immer etwas sein, worüber Sie nachdenken und wofür Sie einen zusätzlichen Gang machen müssen.

Wenn es Ihnen schließlich gelungen ist, einer Versuchung zu unerwünschtem Verhalten zu widerstehen, dann **belohnen** Sie sich dafür. Natürlich mit etwas, das nicht direkt mit Essen zu tun hat. Vielleicht sprechen Sie sich einfach selbst eine Anerkennung aus oder Sie gestehen sich zu, etwas länger ihre Lieblingsserie zu genießen. Machen Sie es sich damit noch attraktiver, den Versuchungen zu widerstehen. So können Sie Schuldgefühle vermeiden und eine negative Erfahrung in eine positive verwandeln. Das wird Ihnen auch helfen, langfristig gute Gewohnheiten auszubilden.

Ihre Buddys und Ihr Umfeld

In Kapitel 2.4 haben wir im Abschnitt *Nutzen Sie Ihr Umfeld für das Erreichen Ihres Ziels* schon den Einfluss angesprochen, den Ihre Umgebung ausübt. Lesen Sie diesen Abschnitt noch einmal und handeln Sie entsprechend, wenn sich etwas darin für Sie anbietet. Das ist natürlich nicht unbedingt notwendig. Wir wissen aus Pilotprojekten mit dieser Methode, dass manche Menschen andere nicht gerne in ihre Probleme, Kämpfe oder persönlichen Dinge miteinbeziehen. Das ist verständlich, aber denken Sie dennoch einmal darüber nach. Sie müssen nicht unbedingt mit jemandem gemeinsam abnehmen, aber sich gelegentlich mit jemandem, dem Sie vertrauen und den Sie schätzen, auszutauschen, kann beim Nachdenken über Entscheidungen hilfreich sein. Und damit tun Sie schon wieder etwas, das Ihre Fokussierung steigert.

Sie können die Interaktion mit einem solchen Buddy natürlich so intensiv gestalten, wie Sie möchten. Sie können einen Vertrag abschließen, sich Ziele setzen, eine Mini-Community bilden, die Tipps miteinander austauscht, Sie können Wetten abschließen oder Sanktionen verhängen, wie wir sie bereits angesprochen haben (beispielsweise einen Geldbetrag an den großen Rivalen Ihrer Lieblingsfußballmannschaft spenden). Vielleicht hilft es Ihnen auch, bei einem ansonsten so ernsten Thema wie diesem fokussiert zu bleiben, wenn Sie hin und wieder herzlich darüber lachen können. Überlegen Sie, ob Sie nicht noch ein wenig mehr in Bewegung kommen können. Auch das können Sie mit anderen gemeinsam angehen. Aber auch hier gilt natürlich: Wenn Sie lieber allein Sport treiben oder spazieren gehen, spricht nichts dagegen.

Schauen Sie sich auch an, was an Ihrem Arbeitsplatz Sinnvolles angeboten wird. Fördert Ihr **Arbeitgeber oder Ihre Kommune** gesundes Verhalten? Gibt es betriebliche Fitnesseinrichtungen oder Sportkurse in der Kommune? Wird vielleicht ein Dienstfahrrad angeboten? Inzwischen gibt es sogar betriebliche Leasingverträge für ein Elektrofahrrad. Das ist jedoch mit einem kleinen Nachteil verbunden. Wenn Sie das Elektrorad für die Fahrten nutzen, für die Sie vorher in die Pedale getreten haben, trägt das natürlich nicht wirklich dazu bei, dass Sie sich mehr bewegen und mehr Kalorien verbrennen. Aber wenn Sie das Elektrorad dazu nutzen, um die zehn Kilometer, die Sie sonst mit dem Auto zur Arbeit fahren, nun damit zurückzulegen, dann ist das schon ein echter Gewinn.

Außer den Arbeitgebern bieten auch die **Krankenkassen** Anreize für eine gesündere Lebensweise. Sie können aus Gutscheinen, Kursen oder Rabatten auf Zusatzprämien und andere Produkte bestehen. Auch wenn diese Anreize für Sie nicht der entscheidende Auslöser zum Abnehmen sind, kann es nie schaden, sich einmal anzuschauen, was Ihre Krankenkasse so im Programm hat. Dies ist an sich schon wieder eine Übung für Ihren präfrontalen Kortex.

DIE EVALUATIONSMOMENTE
Wie kommen Sie voran?

In Kapitel 3.2 haben wir bereits den Nutzen des Wiegens angesprochen, aber auch die gemischten Gefühle, die damit verbunden
sein können. Zusammenfassend lässt sich sagen, dass eine regelmäßige Beurteilung der eigenen Situation dafür sorgt, dass Sie den
Überblick über den Verlauf Ihres Projekts behalten und für ausrei-
chende Fokussierung sorgen. Indem Sie Ihr Vorhaben regelmäßig
evaluieren, wird es zu einer Routine, und der Vorteil einer Routine
liegt darin, dass sie zu einem Automatismus wird. Ein Automatismus, der Sie auf dem Laufenden hält, wie gut Sie vorankommen.
Außerdem kann Ihnen eine regelmäßige Auswertung vielleicht
auch Gelegenheit geben, Muster bei sich selbst zu erkennen. Und
wenn es sich dabei um unerwünschte Muster handelt, können Sie
sich bemühen, diese zu verändern.

Versuchen Sie herauszufinden, welche Wiegefrequenz für Sie
angenehm ist. Ist es einmal wöchentlich oder jede zweite Woche
oder öfter? Achten Sie darauf, dass die Bedingungen vergleichbar
sind. Geben Sie Ihr Gewicht in eine Tabelle oder besser noch in
eine App ein. Aber lassen Sie sich, vor allem am Anfang, nicht zu
sehr von den Zahlen irritieren. Und lassen Sie sich keinesfalls ent-
mutigen, wenn Sie nicht so schnell an Gewicht verlieren. Das ist
schließlich der Sinn der Sache. Anfangs können gewisse Faktoren
wie eine volle Blase oder ein voller Magen einen leichten Gewichtsverlust auch verschleiern. Mit der Zeit werden diese Faktoren den
wahren Gewichtsverlust jedoch nicht mehr verdecken. Denken
Sie auch daran, die langsam sinkende Linie ihrer Gewichtskurve,
gerade weil der Gewichtsverlust so langsam vonstattengeht, als
Belohnung zu betrachten. Und Belohnungen brauchen Sie, um die

Anstrengungen, die Ihr neu begonnenes Projekt von Ihnen fordert, auch wirklich langfristig durchzuhalten.

Wenn Sie Ihr Gewicht regelmäßig in eine App, eine Datei oder mit einem Stift in ein Diagramm auf Millimeterpapier eintragen, werden Sie sich das sicherlich von Zeit zu Zeit anschauen. Vor allem, wenn Ihnen eine visuelle Darstellung, etwa eine (absteigende) Linie, präsentiert wird. Aber das bloße Betrachten, was an sich schon eine gute Sache ist, ist noch keine Evaluation. Eine Evaluation ist ein viel bewussteres Vorgehen, bei dem man sich ansieht, was gut läuft und was man vielleicht verbessern könnte.

Führen Sie Ihre erste Evaluation am besten nach ungefähr **einem Monat** durch.

Wie geht es Ihnen in Bezug auf Ihr Gewicht?

Haben Sie ein bisschen abgenommen (zwischen 0,1 und 1,0 Kilogramm in diesem Monat)? Schön! Aber machen Sie sich keine Sorgen, wenn das noch nicht der Fall ist. Das erwarten wir auch nicht nach vier Wochen! Denken Sie an den Eiswürfel, der sich zunächst auf über null Grad erwärmt und erst dann zu schmelzen beginnt. Wichtiger ist, ob Sie das Gefühl haben, dass sich Ihr Verhalten allmählich zu ändern beginnt. Gibt es Anzeichen dafür, dass Sie sich einem leicht negativen kalorischen Zustand nähern? Achten Sie darauf, ob Sie jetzt langsamer zunehmen als vorher oder ob Ihr Gewicht stabil ist. Wenn ja, dann feiern Sie das als Erfolg.

Haben Sie viel an Gewicht verloren (mehr als ein Kilogramm in einem Monat)? Dann passen Sie wirklich auf, denn Sie sind dabei, Ihren Hamster wütend zu machen! Schnelles Abnehmen mag verlockend sein, aber nach allem, was wir in den früheren Kapiteln dieses Buches dargelegt haben, wissen Sie, dass Ihnen schnelles Abnehmen auf lange Sicht nur Probleme bereitet. Deshalb sollten Sie, wie tüchtig Sie auch bisher waren, von nun an daran denken,

Ihren Hamster dauerhaft bei guter Laune zu halten und das Tempo, in dem Sie abnehmen, ein wenig drosseln.

Eine solche umfassende Evaluation können Sie natürlich jeden Monat vornehmen, nach **drei Monaten** sollten Sie allerdings gewiss eine weitere durchführen. Auch dabei ist es sinnvoll, sich das Tempo der Gewichtsabnahme vor Augen zu führen.

Nehmen Sie langsam ab (zwischen 1,0 und 3,0 Kilogramm in diesen drei Monaten)? Schön! Behalten Sie Ihre Routinen bei und schauen Sie, ob sie Ihnen noch behagen. Vielleicht gibt es Gewohnheiten, die Sie durch etwas anderes ersetzen möchten? Wie dem auch sei, Sie sind jedenfalls auf einem guten Weg. Feiern Sie auch das!

Nehmen Sie nicht oder kaum ab? Dann versuchen Sie herauszufinden, woran das liegen kann. Gibt es alte Gewohnheiten, von denen Sie nur schwer loskommen? Oder gibt es Dinge, bei denen Sie die Hilfe anderer, beispielsweise Ihres Hausarztes, eines Diätassistenten, eines Physiotherapeuten, einer spezialisierten Pflegekraft oder eines Facharztes, benötigen?

Haben Sie viel abgenommen (mehr als 3,0 Kilogramm in diesen drei Monaten)? Dann achten Sie darauf, Ihren Hamster nicht zu verärgern! Auch jetzt gilt noch, dass schnelles Abnehmen nicht ratsam ist. Versuchen Sie, auch das Gute daran zu sehen, dass Sie im Verhältnis zu dem, was Sie verbrennen, etwas mehr essen dürfen, als Sie es jetzt wahrscheinlich tun. Um es noch einmal zu betonen: Es geht um langfristigen Erfolg!

Danach gilt wieder, dass Sie Ihren Abnehmprozess so oft evaluieren können, wie Sie möchten. Aber versuchen Sie ihn auf jeden Fall nach sechs Monaten erneut auszuwerten. Von da an kann es auch sinnvoll sein, Ihren Bauchumfang in Ihre Messungen einzubeziehen. Stellen Sie ansonsten die gleichen Fragen wie zuvor.

Nach sechs Monaten:
Nehmen Sie langsam ab (zwischen 3,0 und 6,0 Kilogramm in diesen sechs Monaten)? Perfekt, weiter so! Es sieht wirklich so aus, als hätten Sie eine gute Routine gefunden.

Nehmen Sie nicht oder kaum ab? Dann versuchen Sie herauszufinden, woran das liegt. Haben Sie zunächst abgenommen, mit der Zeit aber Ihren Fokus oder Ihre Motivation verloren? Dann versuchen Sie beide wiederzuerlangen. Machen Sie sich noch einmal klar, dass es bei diesem Programm keinen Zeitdruck gibt und Sie den Faden jederzeit wieder aufnehmen können. Auch wenn es eine Weile etwas weniger gut gelaufen ist.

Haben Sie viel Gewicht verloren (mehr als 6,0 Kilogramm in diesen sechs Monaten)? Es wird Sie sicherlich nicht überraschen, wenn wir Ihnen dann sagen, Sie sollten darauf achten, Ihren Hamster nicht zu verärgern oder zu stressen …

Wie geht es Ihnen **nach einem Jahr?** Welche Saison war schwierig? Wann haben Sie bemerkt, dass Sie zunahmen oder auch besonders viel abnahmen? Was war in dieser Zeit anders? Konnten Sie aufgrund von Verletzungen eine Zeit lang vielleicht keinen Sport treiben oder haben Sie Medikamente eingenommen, die vielleicht Ihren Appetit oder Ihr Gewicht beeinflusst haben? Gehen Sie Ihr Jahr, wenn Sie das möchten, mit einem Freund durch, oder sprechen Sie, wenn es medizinische Probleme gibt, mit Ihrem Arzt oder einem Diätassistenten. Messen Sie auch noch einmal Ihren Bauchumfang und schauen Sie danach genau in den Spiegel. Sie könnten auch Fotos hinzuziehen, die Sie vor einem Jahr zeigen, und schauen, was sich verändert hat.

AM ENDE DER WEGSTRECKE
Wie ist es gelaufen? Und was nun?

Vielleicht klingt es für Sie jetzt noch wie Zukunftsmusik, aber es könnte sein, dass Sie nach einiger Zeit (das kann natürlich variieren – von ein paar Monaten bis zu ein paar Jahren) den Punkt erreichen, an dem Sie mit Ihrem Gewicht, Ihrem Körper und Ihrer Situation zufrieden sind. Dann stellt sich die Frage, wie Sie das Gewicht halten können. Denn auch das wird nicht von allein passieren. Wenn es gut läuft, haben Sie neue Routinen und Gewohnheiten entwickelt, die das Risiko eines größeren Rückfalls verringern. Aber dieses Risiko bleibt auch weiterhin ein wenig bestehen, denn der Hamster in Ihrem Kopf wird nach wie vor nach einer positiven Energiebilanz streben. Ein gewisser Fokus und eine regelmäßige Evaluation sind daher weiterhin sinnvoll. Sie können diese Evaluationen einfach in Ihrem Terminkalender einplanen. Lesen Sie beispielsweise einmal im Monat Teile des letzten Kapitels dieses Buches und stellen Sie sich dann auf die Waage. Wenn Sie merken, dass Sie langsam wieder an Gewicht zulegen, nehmen Sie den Faden mit mehr Intensität wieder auf. Je schneller Sie das tun, desto einfacher ist es, alte, nicht so wünschenswerte Muster zu korrigieren, und desto schneller können Sie auch deren Auswirkungen (sprich die unerwünschte Gewichtszunahme) korrigieren. Auf diese Weise vermeiden Sie tiefgreifende Rückfallperioden, die Ihrer Motivation einen gehörigen Dämpfer verpassen können.

FOKUSSIERUNG DURCH DIGITALE UNTERSTÜTZUNG
Über sofortige Aufträge und trojanische Pferde

Dieses Buch liefert Ihnen die Grundlagen: die Informationen und Erkenntnisse, die Sie brauchen, um zu verstehen, was in Ihrem Kopf und Körper vor sich geht. Sie haben den Hamster kennengelernt und wissen nun, wie er reagieren kann. Das Buch hilft Ihnen auch dabei, erste Erkenntnisse über Ihre Routinen, Gewohnheiten und Annahmen rund um das Thema Essen zu gewinnen. Dieses Wissen und diese Einsichten werden Ihnen dabei helfen, Ihr Ziel zu erreichen.

Es ist jedoch auch von einigem Wert, im Laufe Ihres Abnehmprojekts noch weitere Unterstützung zu erhalten. Diese Unterstützung kann Ihnen dabei helfen, Ihren Fokus zu wahren und Ihre Routinen und Gewohnheiten dauerhaft auf einem guten Kurs zu halten. Eine solche Unterstützung kann ein Buch natürlich nicht tagtäglich leisten. Wir haben daher in Verbindung mit diesem Buch ein (kostenpflichtiges) digitales Begleitprogramm entwickelt. Zurzeit bieten wir 12- und 24-wöchige Abonnements an, die Sie anschließend auch verlängern können.

Über das digitale Begleitprogramm erhalten Sie täglich eine Übung von uns. Meistens handelt es sich dabei um eine kleine Übung, die Sie in wenigen Minuten machen oder durchdenken können. Nur selten dauert sie etwas länger. Oft werden Sie die Übung allein machen können, aber manchmal bitten wir Sie auch, jemand anderen mit hinzuzuziehen. Die Übungen sind so zusammengestellt, dass sie in den drei Hirnregionen, auf die sie sich beziehen, ein Gleichgewicht herstellen.

Übung zur Aktivierung des präfrontalen Kortex:
Überlegen Sie sich zwei Gerichte, die Sie in großen Mengen kochen könnten. Denken Sie auch darüber nach, was Sie brauchen, um die zusätzlichen Portionen aufzubewahren: Behälter, Platz in Ihrem Gefrierschrank, Etiketten, um den Inhalt und das Datum, an dem sie zubereitet wurden, zu notieren.

Inwieweit es sinnvoll ist vorzukochen, hängt natürlich von Ihrer persönlichen Situation (der Größe Ihrer Familie und der Größe Ihres Gefrierschranks) ab. Doch es lohnt sich zu wissen, dass man selbst gekochte Mahlzeiten zur Hand hat, wenn man mal viel um die Ohren und keine Lust zu kochen hat. Das reduziert die Wahrscheinlichkeit, dass man auf Fertiggerichte oder Essen vom Lieferdienst zurückgreift, erheblich!

Übung zur Aktivierung des limbischen Systems:
Suchen Sie nach Bildern aus einer Zeit, in der Sie Ihrer Auffassung nach das ideale Gewicht hatten. Welche Erinnerungsanker aus dieser Zeit sind heute in Ihrem Umfeld noch präsent? Denken Sie an so etwas wie eine Uhr oder ein Lieblingsbuch. Geben Sie diesen Dingen einen prominenten Platz.
(Schauen Sie mal, ob diese Übung zu Ihnen passt, vielleicht ist sie Ihnen auch ein wenig zu konfrontativ.)

Bei dieser Aufgabe nutzen Sie Ihr limbisches System, um Erinnerungen wieder zu aktivieren. Außerdem wird es Ihrem präfrontalen Kortex helfen, wenn Sie sich ein Ziel setzen. Wie alle Übungen zu dieser Methode ist auch diese Übung völlig freiwillig!

Übung zur Aktivierung des Hypothalamus:
Versuchen Sie heute oder morgen dafür zu sorgen, dass Sie eine Mahlzeit in einer ruhigen Atmosphäre einnehmen, ohne Ablenkungen und ohne Smartphone neben Ihrem Teller. Versuchen Sie sich auf das Essen zu konzentrieren: Wie schmeckt es, wie ist das Mundgefühl, wie oft kauen Sie? Sie könnten das auch mit eventuellen Tischgenossen besprechen. (Viel Erfolg bei dieser Übung, wenn Sie Kinder haben, die Sie ablenken ...)

Aufmerksam zu essen, führt zu einem schnelleren Sättigungsgefühl, als gedankenlos zu essen. Man hat also schneller ein Völlegefühl und wird daher durchschnittlich weniger essen. Das liegt daran, dass der Hypothalamus, der Hamster, einen Teil seiner Informationen durch das Betrachten, Riechen und Schmecken der Nahrung erhält. Diese Informationen bedeuten für ihn, »es ist Essen zu erwarten«. Das beruhigt ihn und stellt ihn schneller zufrieden.

Aufmerksam zu essen, fördert zudem das Bewusstsein für das eigene Essverhalten und die eigenen Gewohnheiten. Dadurch kann man diese (mit dem präfrontalen Kortex) genauer durchleuchten und evaluieren.

Übrigens: Sie haben vielleicht schon gemerkt, dass manche Übungen sehr konkret sind, während Ihnen andere auf den ersten Blick nicht vollkommen klar sein werden. Das ist Absicht. Mit dem ersten Typ von Übungen ist oft ein direktiver Auftrag verbunden. Den zweiten Typ, der zunächst vage erscheinen mag, nennen wir die trojanischen Pferde.

Das Trojanische Pferd

Das Trojanische Pferd ist eine der berühmtesten Geschichten aus der griechischen Mythologie, die sich um den Trojanischen Krieg rankt und in der Helden wie Achill, Odysseus und die schöne Helena auftreten. Der Überlieferung nach versteckten sich die Griechen in einem großen Holzpferd, das sie vor den Mauern der Stadt Troja zurückließen. Die Trojaner, die froh waren, dass der Krieg vorbei war, nahmen das Pferd als Trophäe mit ins Innere ihrer Stadtmauern. In der folgenden Nacht stiegen die griechischen Krieger aus dem Pferd und öffneten die Stadttore für den Rest der griechischen Armee, die sich in der Nähe versteckt hatte. Dieser Trick führte zur Eroberung und Zerstörung der Stadt. Aus dem Achtzigjährigen Krieg kennen wir eine ähnliche Geschichte, die von dem Torfschiff von Breda handelt. Durch dieses Schiff eroberten die Truppen von Maurits von Oranien und Johan van Oldenbarnevelt 1590 mit einer ähnlichen List die Stadt Breda von den Spaniern.

In unserem Zusammenhang haben die trojanischen Pferde natürlich nichts mit Krieg, Aggression oder Computerviren zu tun. Sie dienen dazu, kleine Samenkörner in Ihr Denken zu säen, von denen Sie später profitieren können. Eine solche Übung könnte sein: »Welches Bild kommt Ihnen in den Sinn, wenn Sie sich vorstellen, Sie würden in einem Jahr auf eine erfolgreiche Abnehmphase zurückblicken? Denken Sie an ein Hochzeitskleid, an ein Lieblingskleidungsstück, das Ihnen wieder passt, oder an eine sportliche Leistung?« Mit diesen Übungen verstärken wir gewissermaßen das Netzwerk all Ihrer Schritte in die richtige Richtung. Indem Sie

jeden Tag etwas tun, bleiben Sie fokussiert und neue Routinen erhalten die Chance, sich einzuspielen. Denn je vertrauter Ihnen die
neuen, erwünschten Routinen werden, desto mehr treten die alten,
unerwünschten Routinen in den Hintergrund. Und je mehr das geschieht, desto geringer wird das Risiko eines Rückfalls.

Neben dem digitalen Begleitprogramm gibt es auch unsere Website www.hausofhamster.com. Hier finden Sie eine Auswahl von
Artikeln, sowohl von uns selbst wie auch von anderen, die uns
inspiriert haben. Mit unserem Blog und Newslettern halten wir
Sie über die neuesten Entwicklungen innerhalb dieses Gebiets auf
dem Laufenden. Wir möchten Sie auch einladen, Ihre Erfahrungen
mit uns zu teilen und Ihre Fragen zu stellen.

Viel Erfolg!

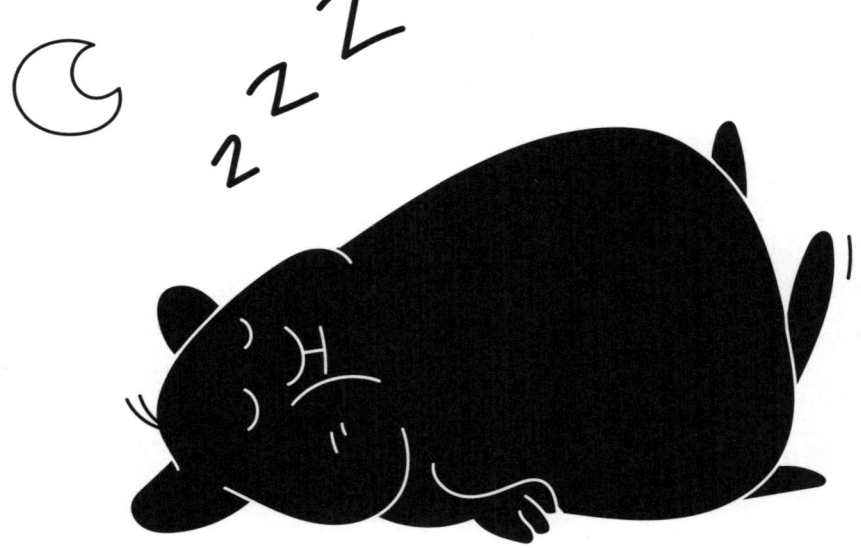

DANK

Beim Schreiben dieses Buches haben wir wieder einmal festgestellt, wie lehrreich und motivierend es ist, regelmäßig von anderen mit guten Ideen, Argumenten und Gedanken gefüttert zu werden. Das konnte bei einer Tasse Kaffee geschehen, wenn wieder einmal jemand fragte: »Wie geht es dem Hamster?«, bei Kongressen, die von Studenten organisiert wurden, aber auch bei Gesprächen mit Experten aus dem In- und Ausland. Wir haben immer wieder gespürt, wie viel Leben das Thema in sich trägt und wie sehr es die Fantasie anspricht.

Ein Dank auch an die vielen begeisterten Leserinnen und Leser, mit denen wir nach Erscheinen der niederländischen Ausgabe des Buches gesprochen haben. Wir freuen uns über den großen Zuspruch und darüber, dass der Hamster Sie so inspiriert und motiviert. Möge er Ihnen allen dauerhaft zu Ihrem Wunschgewicht verhelfen.

Neben all den Menschen in unserem Umfeld, die von Anfang bis Ende interessierte Fragen gestellt haben, möchten wir uns vor allem auch bei den folgenden Personen für ihre inhaltlichen Beiträge, ihren positiven, kritischen Blick oder ihre Inspiration bedanken. Durch sie ist dieses Buch so unglaublich schön geworden.

Astrid Wewerinke	Florentine de Boer
Berber Vlieg	Gusta Winnubst
Dick Swaab	Hanne Lindholt Caspersen
Emile Blomme	Hans Romijn
Erik Scherder	Hendrik de Leeuw

James Wright
Joshua Scholtmeijer
Julia van der Zande
Katharina Kraaibeek
Maarten den Braber
Maarten Van Steenbergen
Marc de Boer
Marij Bertram
Maurice van den Bosch
Moker Ontwerp
Monty Amsterdam
Nicole Dohmen
Patrick Steenvoorden

Peter Bijsterveld
Remco Timmer
Rixt Riemersma
Ru de Groen
Ruud Buijs
Saskia van Oorschot
Stijn Kooij
Teun Berg
Yair Acherman
die Teilnehmer des Pilotpro-
jekts aus Flandern und den
Niederlanden und Student en
leefstijl

Das digitale Begleitprogramm zur »Hamster im Kopf«-Methode

Warum wir zusätzlich zum Buch noch ein digitales Begleitprogramm entwickelt haben?
Weil es da weitermacht, wo das Buch aufhört. Es

- sorgt dafür, dass Sie täglich Ihren Fokus halten.
- schickt Ihnen jeden Tag eine neue kurze Übung.
- versorgt Sie regelmäßig mit kleinen Denkanstößen und Inspirationen.
- hilft Ihnen, Schritt für Schritt Ihre Gewohnheiten und Routinen zu verändern.
- ist leicht zu verstehen und einfach in der Handhabung.
- bietet Flexibilität: jeweils für 12 oder 24 Wochen buchbar.

BÜCHER UND ADRESSEN

Jamie Oliver: *Veggies. Einfach Gemüse, einfach lecker.* DK Verlag
Jamie Oliver: *7 mal anders. Je 7 Rezeptideen für deine Lieblingszutaten.* DK Verlag
Yotam Ottolenghi: *Simpel. Das Kochbuch.* DK Verlag
Yannic Schon, Susann Probst: *Krautkopf. Vegetarisch kochen und genießen.* Hölker Verlag

Bücher aus dem Gräfe und Unzer Verlag

Anneliese Bunk: *Kochen mit gutem Gewissen*
Heinz-Wilhelm Esser: *Health Food Rock 'n' Roll*
Nicole Just: *Die vegane Jeden-Tag-Küche*
Thorsten Tschirner: *Mit 50 fitter als mit 30*
Amiena Zylla: *Yoga einfach wie noch nie*

Websites

https://hausofhamster.com
https://eatsmarter.de
https://kraut-kopf.de
https://salzkorn.blogspot.com

QUELLEN

Bei der Ausarbeitung unserer Idee über den Hamster im Kopf haben wir intensiv von den Erkenntnissen anderer Gebrauch gemacht. Diese können in wissenschaftlichen Zeitschriften, aber auch in Zeitungen oder Büchern veröffentlicht worden sein. Wir haben uns bemüht, so sorgfältig wie möglich anzugeben, wer die betreffenden Artikel geschrieben hat und wo sie veröffentlicht worden sind.

Adan, R., et al. *Neurobiology driving hyperactivity in activity-based anorexia.* Current topics in behavioral neuroscience, 2011.

Anderson S., et al. *A neural basis for collecting behaviour in humans.* Brain, 2005.

Axley, P., et al. *Text messaging approach improves weight loss in patients with nonalcoholic fatty liver disease*: A randomized study. Liver International, 2018.

Buijs, R. M., et al. *Hypothalamic integration of central and peripheral clocks.* Nature reviews neuroscience, 2001.

Buijs, R. M., et al. *The circadian system and the balance of the autonomic nervous system. Handbook of Clinical Neurology.* Elsevier, 2013.

Burfoot, A. *Clean the house, live longer?* Washington Post, 3. Januar 2018.

Crone, E. *Das pubertierende Gehirn. Wie Kinder erwachsen werden.* Droemer Verlag, München 2011.

Damasio, A. *Ich fühle, also bin ich. Die Entschlüsselung des Bewusstseins.* List Verlag, München 2000.

Dohrn, I., et al. *Accelerometer-measured sedentary time and physical activity – A 15-year follow-up of mortality in a Swedish population-based cohort.* Journal of science and medicine in sport, 2018.

Fisher, D., et al. *Association Between Bariatric Surgery and Macrovascular Disease Outcomes in Patients with Type 2 Diabetes and Severe Obesity*. JAMA, 2018.

Fothergill, E., et al. *Persistent metabolic adaptation 6 years after ,The Biggest Loser' competition*. Obesity, 2016.

Geiker, N., et al. *Does Stress Influence Sleep Patterns, Food Intake, Weight Gain, Abdominal Obesity and Weight Loss Interventions and Vice Versa?* Obesity reviews, 2018.

Gezondheidsraad. *Beweegrichtlijnen* 2017.

Harari, Y. N. *Eine kurze Geschichte der Menschheit*. DVA, München 2013.

Woods, S., et al. *Central Control of Body Weight and Appetite*. The journal of clinical endocrinology & metabolism, 2008.

Hofstede, B. *Wie bepaalt er hoeveel slaap we nodig hebben?* Vrij Nederland, 25. Mai 2019.

Johnstone, A., et al. *Factors influencing variation in basal metabolic rate include fat-free mass, fat mass, age, and circulating thyroxine but not sex, circulating leptin, or triiodothyronine*. American Journal of Clinical Nutrition, 2005.

Kahn, R. *Op je gezondheid? Over de effecten van alcohol*. Uitgeverij Balans, Amsterdam 2016.

Kahneman, D. *Schnelles Denken, langsames Denken*. Siedler Verlag, München 2012.

Kerns, J. C., et al. *Increased Physical Activity Associated with Less Weight Regain Six Years After ,The Biggest Loser' Competition*. Obesity, 2017.

Khera, R., et al. *Association of Pharmacological Treatments for Obesity with Weight Loss and Ad-*

verse Events: A Systematic Review and Meta-analysis. JAMA, 2016.

Kolata, G. *That Lost Weight? The Body Finds It.* The New York Times, 2. Mai 2016.

Clear, J. *Die 1 %-Methode – minimale Veränderung, maximale Wirkung: Mit kleinen Gewohnheiten jedes Ziel erreichen.* Goldmann Verlag München 2020.

Kreier, F., et al. *Hypothesis: shifting the equilibrium from activity to food leads to autonomic unbalance and the metabolic syndrome.* Diabetes, 2003.

Larsen, T., et al. *Diets with high or low protein content and glycemic index for weight-loss maintenance.* New England Journal of Medicine, 2010.

Lee, I., et al. *Accelerometer-Measured Physical Activity and Sedentary Behavior in Relation to All-Cause Mortality: The Women's Health Study.* Circulation, 2018.

MacLean, P. *The Triune Brain in Evolution: Role in Paleocerebral Functions.* Plenum, New York 1990.

Matafome, P., et al. *The Role of Brain in Energy Balance.* Advances in Neurobiology, 2017.

McHill, A., Wright, K. Jr. *Role of sleep and circadian disruption on energy expenditure and in metabolic predisposition to human obesity and metabolic disease.* Obesity reviews, 2017.

Ogilvie, R., Patel, S. *The epidemiology of sleep and obesity.* Sleep Health, 2017.

Ravussin, E., Ryan, D. *Energy Expenditure and Weight Control: Is the Biggest Loser the Best Loser?* Obesity, 2016.

Reutrakul, S., Van Cauter, E. *Sleep influences on obesity, insulin resistance, and risk of type 2 diabetes.* Metabolism Clinical and Experimental, 2018.

Rossum van, L., Boon, M. *Fett – das geheime Organ. Körperfett verstehen, gesund und schlank leben.* Heyne Verlag, München 2021.

Saper, C. *The human nervous system*; Kapitel 16, *Hypothalamus.* Elsevier, Amsterdam 2018.

Sapolsky, R. *Gewalt und Mitgefühl. Die Biologie des menschlichen Verhaltens.* Carl Hanser Verlag, München 2017.

Schwingshackl, L., et al. *Impact of different training modalities on anthropometric and metabolic characteristics in overweight/obese subjects: a systematic review and network meta-analysis.* PLOS ONE, 2013.

Shaw, K., et al. *Exercise for overweight or obesity.* Cochrane Systematic Review, 2006.

Shetty A., et al. *Role of the Circadian Clock in the Metabolic Syndrome and Nonalcoholic Fatty Liver Disease.* Digestive Diseases and Sciences, 2018.

Sjöström, L. *Review of the key results from the Swedish Obese Subjects (SOS) trial – a prospective controlled intervention study of bariatric surgery.* Journal of internal medicine, 2013.

Steele, C. *Vital Signs: Trends in Incidence of Cancers Associated with Overweight and Obesity – United States, 2005–2014.* Morbidity mortality weekly report, 2017.

St-Onge, M. *Sleep-obesity relation: underlying mechanisms and consequences for treatment.* Obesity reviews, 2017.

Swaab, D. F. *Handbook of clinical neurology*, Band 79 und 80, *The human hypothalamus.* Elsevier, Amsterdam 2013.

Swaab, D. F. *Wir sind unser Gehirn. Wie wir denken, leiden und lieben.* Droemer Verlag, München 2011.

Thaler, R., Sunstein, C. *Nudge. Wie man kluge Entscheidungen anstößt.* Econ, Berlin 2009.

Thomas, D., et al. *Low glycaemic index or low glycaemic load diets for overweight and obesity.* Cochrane 2007.

Tomiyama, A. *Stress and Obesity.* Annual reviews of psychology, 2019.

Turicchi, J., et al. *Associations between the rate, amount, and composition of weight loss as predictors of spontaneous weight regain in adults achieving clinically significant weight loss: A systematic review and meta-regression.* Obesity reviews, 2019.

Visser de, E., *Rick Hollander verloor 50 kilo door zijn maagverkleining, maar zijn strijd duurt voort:*

,*Het is niet zo dat we er een ziekte uitsnijden'.* De Volkskrant, 14. September 2018.

Waal de, F. *Mamas letzte Umarmung – Die Emotionen der Tiere und was sie über uns Menschen verraten.* Klett-Cotta, Stuttgart 2020.

Zouhal, H., et al. *Effect of Physical Exercise and Training on Gastrointestinal Hormones in Populations with Different Weight Statuses.* Nutrition reviews, 2019.

Sollten wir eine Quelle übersehen oder irgendwo falsch zitiert haben, dann teilen Sie es uns bitte über den Gräfe und Unzer Verlag mit und wir werden es so schnell wie möglich korrigieren.

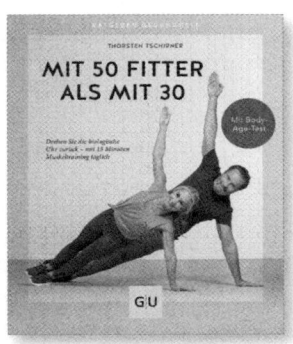
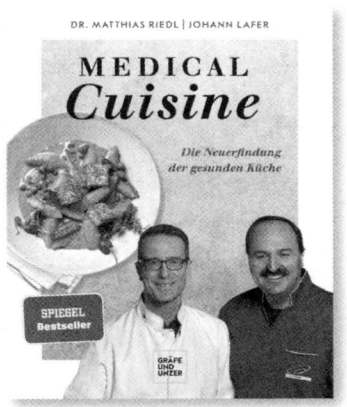
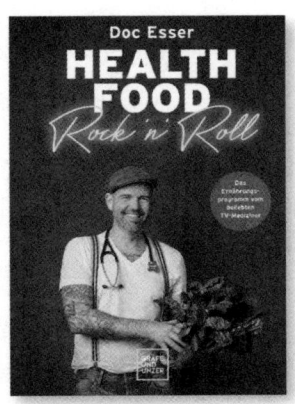
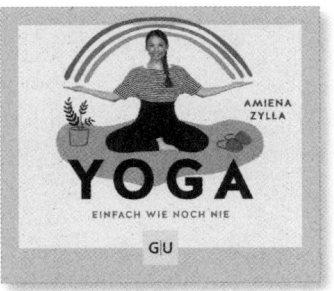
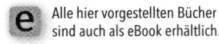
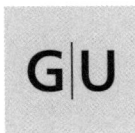

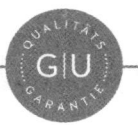

LIEBE LESERINNEN UND LESER,

wir wollen Ihnen mit diesem Buch Informationen und Anregungen geben, um Ihnen das Leben zu erleichtern oder Sie zu inspirieren, Neues auszuprobieren. Wir achten bei der Erstellung unserer Bücher auf Aktualität und stellen höchste Ansprüche an Inhalt und Gestaltung. Alle Anleitungen und Rezepte werden von unseren Autoren, jeweils Experten auf ihren Gebieten, gewissenhaft erstellt und von unseren Redakteur*innen mit größter Sorgfalt ausgewählt und geprüft.

Haben wir Ihre Erwartungen erfüllt? Sind Sie mit diesem Buch und seinen Inhalten zufrieden? Wir freuen uns auf Ihre Rückmeldung. Und wir freuen uns, wenn Sie diesen Titel weiterempfehlen, in Ihrem Freundeskreis oder bei Ihrem Online-Kauf.

Sollten wir Ihre Erwartungen so gar nicht erfüllt haben, tauschen wir Ihnen Ihr Buch jederzeit gegen ein gleichwertiges zum gleichen oder ähnlichen Thema um.

KONTAKT ZUM LESERSERVICE

GRÄFE UND UNZER VERLAG
Grillparzerstraße 12
81675 München
www.gu.de

IMPRESSUM

© Maarten Biezeveld, Felix Kreier, 2020, Bertram + de Leeuw Uitgevers, Uitgeverij Lannoo
Published by special arrangement with Bertram + de Leeuw Uitgevers in conjunction with their duly appointed agent 2 Seas Literary Agency
Alle Rechte der deutschen Ausgabe
© 2021 GRÄFE UND UNZER VERLAG GmbH, Postfach 860366, 81630 München

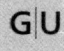

GU ist eine eingetragene Marke der GRÄFE UND UNZER VERLAG GmbH, www.gu.de

ISBN 978-3-8338-8001-8
1. Auflage 2022

Projektleitung: Stella Schossow
Übersetzung: Bärbel Jänicke
Lektorat: Anne Nordmann
Bildredaktion: Nele Schneidewind
Umschlaggestaltung: ki36 Editorial Design, Daniela Hofner
Layout: KONTRASTE – Graphische Produktion
Herstellung: Renate Hutt
Satz: Christopher Hammond
Reproduktion: Ludwig Media, Zell am See
Druck und Bindung: Livonia Print, Lettland

Ein Unternehmen der
GANSKE VERLAGSGRUPPE

Der Verlag dankt der niederländischen Stiftung für Literatur für die Förderung der Übersetzung.

Nederlands letterenfonds dutch foundation for literature

Umwelthinweis:
Nachhaltigkeit ist uns sehr wichtig. Der Rohstoff Papier ist in der Buchproduktion hierfür von entscheidender Bedeutung. Daher ist dieses Buch auf PEFC-zertifiziertem Papier gedruckt. PEFC garantiert, dass ökologische, soziale und ökonomische Aspekte in der Verarbeitungskette unabhängig überwacht werden und lückenlos nachvollziehbar sind.

Die GU-Homepage finden Sie unter www.gu.de

Bildnachweis:
Cover: Moker Ontwerp

Nicole Dohmen, Atelier ND: Autorenfotos (Klappe hinten); Stijn Kooij: S. 15, 25, 26, 29, 38, 39, 66, 72, 76, 80, 96, 153, 179, 198; Michael Vestner/KombinatRotWeiss: 81, 82, 128; Mirjam Vissers: 32
Syndication:
www.seasons.agency

Wichtiger Hinweis
Die Gedanken, Methoden und Anregungen in diesem Buch stellen die Meinung bzw. Erfahrung der Verfasser dar. Sie wurden von den Autoren nach bestem Wissen erstellt und mit größtmöglicher Sorgfalt geprüft. Sie bieten jedoch keinen Ersatz für persönlichen kompetenten medizinischen Rat. Jede Leserin, jeder Leser ist für das eigene Tun und Lassen auch weiterhin selbst verantwortlich. Weder Autoren noch Verlag können für eventuelle Nachteile oder Schäden, die aus den im Buch gegebenen praktischen Hinweisen resultieren, eine Haftung übernehmen.